PALÄO-DIÄT

Paläo-diät Und Ketogene Ernährung - Ketogene Diät-vorteile -
Was Ist Die Paläo-diät

(Leckere Paleo Rezepte Für Die Steinzeit-diät)

Heike Bumgarner

Herausgegeben von Alex Howard

© **Heike Bumgarner**

Paläo-diät: Paläo-diät Und Ketogene Ernährung - Ketogene Diät-vorteile - Was Ist Die Paläo-diät (Leckere Paleo Rezepte Für Die Steinzeit-diät)

ISBN 978-1-77485-032-9

INHALTSVERZEICHNIS

KAPITEL 1: GRUNDLAGEN DER STEINZEITDIÄT.............................. 1

WIE GEHT PALEO? 1

FRÜHSTÜCK... 2

MITTAGESSEN: 3

ABENDESSEN:.. 3

WAS IST POSITIV AN PALEO?... 3

KAPITEL 2: WAS IST DIE PALEO-DIÄT?....................................... 5

KAPITEL 3: VERZICHT AUF ZUCKER 8

VERZICHT AUF VERARBEITETE LEBENSMITTEL 11

KAPITEL 4: DEN FETTSTOFFWECHSEL REGULIEREN FÜR MEHR LEISTUNG IM SPORT 13

SO VIELE KOHLENHYDRATE BRAUCHT MAN 14

DIE ERNÄHRUNG ERFOLGREICH AUF PALEO UMSTELLEN............... 15

KAPITEL 5: WAS ZU ERWARTEN IST, WENN SIE ES PALEO 17

- PALÄO-SAFE-BREI.. 21

- KIRSCH-CHOCO-SMOOTHIE 23

- POCHIERTES EI AUF SPARGEL.. 24

- SÜßKARTOFFEL-FRITTEN 26

- SCHWEINE- UND LEBEREINTOPF IN TOMATENSAUCE 28

AHORN KRAPFEN MIT KOKOSNUSS-FROSTING............................ 31

KORNFREIER HONIG UND APRIKOSE GRANOLA 33

FRÜHLING GEMÜSESALAT 35

CASHEW-HÜHNCHEN 36

KAFFEE STEAK ÜBERRASCHUNG.. 37

GRILLED-MUSHROOM-SANDWICH.. 39

TOMATEN-MOZZARELLA-OMELETTE 40

VEGANER FLEISCHSALAT 41

TOFU-OMELETTE MIT GERÖSTETEN TOMATEN 42

BUNTER SALAT MIT HÄHNCHENBRUST 44

HÄHNCHENBRUST IN VOLLKORNKRUSTE 46

FRUCHTIGE KRAUTWICKEL AUS DEM OFEN 48

KÜRBIS-BOHNEN-GEMÜSE 50

FILET VOM RIND MIT ROSENKOHL 52

GEFÜLLTE ZUCCHINI MIT HACKFLEISCH 54

MISCHGEMÜSE MIT TOFU 56

WURZELGEMÜSE IM WIRSINGMANTEL 58

BANANEN ZIMT PFANNKUCHEN 61

HAUSGEMACHTE APFELMUFFINS 62

BANANEN MUFFINS 63

KAROTTEN KEKSE MIT CHIA SAMEN 64

HONIG – KOKOS KNUSPERMÜSLI 65

KÜRBIS SMOOTHIE 66

FRÜHSTÜCK BLUMENKOHL REIS 67

AVOCADO-MUFFINS 69

SOMMER VEGETARISCHES FRÜHSTÜCK 71

POCHIERTE EIER 73

LECKERES FRÜHSTÜCK SCHUSTER 74

VERSCHIEDENE EIER FRÜHSTÜCK 76

TOLLES KÜRBIS-DESSERT 78

LECKERES UND TOLLES BIRNEN-DESSERT 81

GÖTTLICHE BIRNEN 83

EINFACHES UND LECKERES KOMPOTT 84

EINFACHER SCHUSTER 85

SÜSSER BLUMENKOHL-MILCHREIS 86

GESUNDE BROKKOLI-BEILAGE 88

SÜDLICHE BEILAGE 89

RÜBENBEILAGE 91

SCHÖNE MAISCHE 93

SÜSSKARTOFFELBEILAGE 94

TOLLES BROKKOLI GERICHT 96

TOLLE VEGETARISCHE VORSPEISE 97

LECKERER PILZSNACK 99

HERZHAFTE AUBERGINEN VORSPEISE 100

MUSCHELN UND MUSCHELN VORSPEISE 102

MANDELN ÜBERRASCHEN 104

VORSPEISE FRIKADELLEN 106

GARNELEN ÜBERRASCHUNG 108

REICHHALTIGER KOHLSALAT 110

HERVORRAGENDE GEFÜLLTE TOMATEN 111

GESUNDE MAKRELE 113

MEXIKANISCHE HÜHNERSUPPE 115

LECKERER FISCHEINTOPF 117

MINZIGER MORGEN OBSTSALAT 119

GRÜNES UND GELBES GEBÄCK 121

APFELMUFFINS 122

GEMÜSEEINTOPF 123

KOKOS - HEIDELBEER SMOOTHIE 124

STEINZEITBULETTEN IN SALAT 126

SALZPFEFFER 127

GEMISCHTE FRÜCHTERIEGEL... 129

PALEO BROT 130

KAROTTEN KEKSE MIT CHIA SAMEN... 131

BANANENBROT 132

HÄHNCHENFLEISCH-GARNELENSUPPE.. 134

OMELETT MIT FRISCHEN KRÄUTERN.. 136

KÖRNERBROT A LA JÄGER UND SAMMLER 138

SHISHITO PAPRIKA 140

PALEO BANANENBROT 141

CAJUN HÜHNCHENSALAT MIT GERÖSTETEN WALNÜSSEN 143

BROKKOLI-CURRY 145

CHINAKOHL-WRAP MIT RADIESCHEN 147

GEBACKENER LACHS AUF PERGAMENTGEMÜSE 148

RUCOLA SALAT MIT WASSERMELONE UND NÜSSEN......................... 150

WÜRZIGE TAROWURZEL CHIPS 152

MINI PALEO PIZZA... 154

GEGRILLTER FISCH IN KÜMMEL-MARINADE MIT SALSA................... 156

BABA GHANOUSH 158

LECKERE & SCHNELLE GRÜNKOHLCHIPS 160

GULASCHSUPPE – DER KLASSIKER 161

BABA GHANOUSH.. 163

APRIKOSEN- UND LAVENDEL-ENERGIEBÄLLE 164

SALAT MIT BASILIKUM UND HUHN 166

SPARGELAUFLAUF 167

JICAMA PAPRIKA KAROTTE-KRAUTSALAT 169

SCHLAGSAHNE AUS KOKOSMILCH 171

GRÜNER BOHNENSALAT 172

SCHASCHLIK AUS DEM OFEN 174

KAROTTEN TASSEN 176

WOK AUS MEERESFRÜCHTEN 178

SCHWEINEFLEISCH AUF ROTER BEETE 180

WURST GEFÜLLTE DATTELN 181

LACHSSTEAK 182

LACHSFILET AUF GURKEN UND SELLERIE 184

GEGRILLTE LEBER 186

DORSCHFILET 188

Kapitel 1: Grundlagen der Steinzeitdiät

Die Paleo Diät beruht auf der Annahme, dass sich unser Erbgut seit der Steinzeit kaum noch verändert hat. Deswegen – so argumentieren die Befürworter – sei die Steinzeiternährung die einzig richtige Ernährungsform. Schließlich haben sich unsere Gene über Millionen von Jahren an diese Ernährung angepasst.

Angeblich soll die kohlenhydratarme Ernährung in der Steinzeit dazu beigetragen haben, dass sich der Homo sapiens zum modernen Menschen entwickeln konnte. Heute sehen Befürworter in der Steinzeiternährung die Chance, Zivilisationskrankheiten wie Übergewicht, Diabetes und Herz-Kreislauf-Erkrankungen vorzubeugen.

Wie geht Paleo?

Bei der Paleo Diät kommen nur Lebensmittel auf den Tisch, die bereits unseren Vorfahren zugänglich waren – und zwar bevor diese sesshaft wurden. Deswegen gilt, dass Milch- und Getreideprodukte während der Diät möglichst gemieden werden sollten. Auch industriell gefertigte Nahrungsmittel wie Fertiggerichte, Zucker oder Alkohol sind tabu.

Stattdessen wird hauptsächlich auf frische Nahrungsmittel wie Obst, Gemüse, Eier, Nüsse, Pilze und Kräuter zurückgegriffen. Auch Fisch und Meeresfrüchte sind erlaubt. Die wichtigste Rolle bei der Diät spielt jedoch der Fleischkonsum, der bei unseren Vorfahren angeblich deutlich höher gewesen sein soll, als es heute der Fall ist.

Tipp: Wer es mag kann die Steinzeiternährung auch um Insekten, Würmer und Larven ergänzen. Diese in der westlichen Welt doch recht gewöhnungsbedürftigen Speisen sind jedoch keine Pflicht.

Steinzeiternährung: Leckere Rezepte

Im Folgenden finden Sie drei Rezepte, mit denen Sie die Paleo Diät einen Tag lang testen können.

Frühstück:

Frühstück

Champignons mit Rührei:

Schneiden Sie 300 Gramm braune Champignons in Scheiben und hacken Sie eine Zwiebel klein. Braten Sie die Zwiebel kurz in einer Pfanne an und geben Sie dann die Pilze zum Schmoren dazu. Bereiten Sie anschließend aus zwei Eiern ein leckeres Rührei zu. Sie können gerne Kräuter und Gewürze zum Verfeinern hernehmen.

Mittagessen:

Putengeschnetzeltes:

Schneiden Sie 200 Gramm Putenfleisch in feine Streifen und braten Sie das Fleisch an. Vierteln Sie in der Zeit zehn Kirschtomaten und schneiden Sie zwei Lauchzwiebeln in feine Ringe. Geben Sie die Lauchzwiebeln zum Rindfleisch und braten Sie die Zwiebeln kurz mit. Anschließend geben Sie die Tomaten hinzu und rühren alles noch einmal gut um.

Abendessen:

Lachssalat:

Für den Salat 150 Gramm Lachsfilet (auftauen), in kleine Stücke schneiden und anbraten. Gut für den Salat sind dann ebenfalls noch Gemüse und ein fantastisches Dressing:

Schneiden Sie außerdem 300 Gramm Radieschen, 200 Gramm Tomaten, 100 Gramm Karotten und 100 Gramm Kohlrabi in feine Stücke. Mischen Sie anschließend aus etwas Öl, Salz, Pfeffer sowie Kräuter zum Beispiel Dill ein Dressing und geben Sie dieses über den Salat.

Was ist positiv an Paleo?

- Als Grundlage der Paleo Diät gelten überwiegend gesunde Lebensmittel wie frisches Obst, Gemüse, Getreide und Nüsse. Positiv ist auch, dass von

Anhängern dieser Diät saisonale Lebensmittel bevorzugt werden.

- Ungesunde Lebensmittel wie Süßigkeiten, Alkohol oder Fast Food sind in der Regel verboten.

- Die Paleo Diät ist leicht durchzuführen, denn es gibt keine Mengenbeschränkungen, geschweige denn Empfehlungsrichtlinien
- Bei der Steinzeiternährung ist lästiges Kalorienzählen somit nicht nötig
  - Glaubt man Erfahrungsberichten, stellt sich bei strenger Einhaltung der Steinzeiternährung vor allem in den ersten Wochen ein schneller Gewichtsverlust ein.

Heutzutage gibt es einige aktuelle Studien, die der Paleo Diät einen positiven Einfluss auf unseren Körper bescheinigen. So kann sich die Steinzeiternährung laut einer im ‚Journal of Diabetes Science and Technology' veröffentlichten Studie positiv auf unsere Blutzuckerwerte auswirken und das Risiko für Herz-Kreislauf-Erkrankungen senken.

Einer Studie aus dem ‚Journal of Nutrition and Metabolism' zufolge soll die Steinzeit Diät außerdem besonders gut sättigen und dadurch Übergewicht effektiv vorbeugen.

Kapitel 2: Was ist die Paleo-Diät?

Eines der häufigsten Todesursachen im 21. Jahrhundert ist aufgrund von Krankheiten.

Im Vergleich dazu war die häufigste Todesursache für unsere Vorfahren Höhlenmenschen Naturkatastrophe. Abgesehen davon, dassweniger anfällig für Krankheiten, sie waren auch stärker und ein längeres und gesünderes Leben.

Wenn wir einen durchschnittlichen 40 Jahre alten Mann aus der Altsteinzeit, ein durchschnittlicher Mensch heute vergleichen, würdenwir wahrscheinlich groß, muskulös, Mann mit großer Ausdauer stehen neben einem Mann bekommen, die deutlich kürzer, Glatze, fettleibig, mit eine hohe Wahrscheinlichkeit von Herzerkrankungen oder Diabetes ist.

Es ist aufgrund dieser Unterschiede, dass ein Großteil der Forschung getan und seine bahnbrechenden Ernährungsberaterin Ernährung, die Paleo-Diät von Dr. Loren Cordain gegründet wurde. Die Verbindung war Dr. Cordain fasziniert, wenn er von seiner Mutter gefördert wurde, sein Gemüse und Obst aus einem sehr frühen Alter gepaart mit seines Vaters Bücher und Interesse an den Lebensstil derMenschen in der Steinzeit zu essen. Der Name "Paleo-Diät", geprägt von ihm steht für "Paleolithic Diät", d.h. die Ernährung, gefolgt von der Altsteinzeit Mann. Die Diät schneiden nicht nur zurück auf alle raffinierten und verarbeitete

Lebensmittel verbrauchen wir im heutigen Zeitalter, sondern auch alles, was der menschlichen Ernährung nach der Jungsteinzeit hinzugefügt wurde.

Die Paleo-Diät funktioniert mit unserem Körper natürliche genetische Struktur um sicherzustellen, dass wir nur das Essen mit dem besten Ernährungsberaterin, die völlig organisch ist. Die Notwendigkeit einer solchen Diät wurde verstärkt durch bahnbrechende Forschung in den Bereichen Biochemie, Biologie, Dermatologie und Ophthalmologie, die entdeckt, dass die Quelle von vielen Krankheiten undProbleme wie Acnes, Fettleibigkeit, Krebs, Alzheimer Krankheit, Morbus Parkinson, nachlassender Sehkraft an einem frühen Alter, Depression, Unfruchtbarkeit, etc. stammen allesamt aus unserer modernen Ernährung, die reich an Trans-Fettsäuren , Zucker und verarbeitete und raffinierten Speisen.

Die Paleo-Diät ist eine sehr simple Liste, die welche folgt der Idee, die wir nur zulässig sind, etwas zu essen, die der Altsteinzeit Manngejagt oder gesammelt haben könnten. Dies gibt es einen größereVorteil über normale Ernährungsberater Diät, da es keine Kalorie zählt, das ist ein langwieriger und anstrengenden Prozess. Wenn wirunsere Entscheidungen, nur das Essen könnte natürlich gejagt odergesammelt reduzieren, wir automatisch viele raffinierte kürzen undverarbeitete Lebensmittel, die schädlich sind. Es ist auch einfacher für unser Verdauungssystem zum Abbau dieser organischen gut.

Die Paleo-Diät ist also somit auch eine gute Ernährung zu folgen zum Abnehmen, da Beseitigung von Lebensmitteln, die in unserem Körper gespeichert ist da unser Verdauungssystem dauert es automatisch brechen zu einem Gewichtsverlust führt.

Darüber hinaus wird eine gesündere Ernährung führen zu einem regelmäßigen Schlaf-Zyklus und fühlen wir uns mehr Energie und inspiriert. Dies macht es einfacher, an die Diät halten, die beats der Willenskraft und Zeitaufwand für das Fitness-Studio zu gehen und regelmäßig ins Schwitzen! Übungen nach einer gesünderen Ernährungergänzen auf jeden Fall mehr unmittelbare Ergebnisse bei der Gewichtsabnahme. Denken Sie daran, dass neben einer streng biologischen Ernährung unserer Vorfahren auch damit beschäftigt waren, sich durch die anstrengende Übung von jagen und sammeln das Essen selbst!

Der Erfolg der Forschung auf Paleolithic Diät ist auf die Tatsache zurückzuführen, dass Menschen als Jäger und Sammler seit vielen hundert Jahren gelebt haben, die verhältnismäßig viel höher als unsere Zivilisation nach der Entdeckung der Landwirtschaft und der Anbau sind. Unsere Ernährung zu einer Ernährung mit Getreide und Kohlenhydraten drastisch verändert, aber unsere Genetik gehabt, sichan diese anzupassen. Daher weiterhin Kohlenhydrate uns dicker, während wir weiterhin größere Portionen von Weizen, Getreide und Reis im Gegensatz zu mehr Fleisch und Fisch essen.

Kapitel 3: Verzicht auf Zucker

Man muss heutzutage kein Uniabschluss haben, um zu wissen, dass zu viel Zucker erhebliche gesundheitliche Schäden verursacht. Aber steigen wir doch noch etwas mehr in die Wissenschaft ein. Wenn der menschliche Körper Zucker aufnimmt, dann gelangt dieser Zucker je nach Zuckertyp mehr oder weniger direkt ins Blut. Der Prozentsatz an Zucker im Blut erhöht sich. Wenn der Blutzuckerspiegel steigt, antwortet der Körper darauf mit   Insulin.
Insulin ist ein Hormon und es ist dazu da, um Energiereserven zu speichern. Mit Energie ist in diesem Fall der Zucker gemeint. Insulin veranlasst den Körper den Zucker in Fett umzuwandeln und im Körper einzulagern.

Wenn sehr oft Zucker gegessen wird und daher oft Insulin ausgeschüttet wird, dann wird auch oft Fett eingelagert. Die in Industrieländern so berüchtigte Fettleibigkeit ist die Folge. Aber wenn der Körper ständig Insulin produziert, hat das noch andere Folgen wie zum Beispiel Insulinresistenz, Diabetes, Bluthochdruck, Demenz und Alzheimer. Auf den Zuckerkonsum sollte also verzichtet werden. Leider befindet sich Zucker heutzutage überall. In Fruchtsäften, Tees, Softdrinks, gesüßtem Kaffee und natürlich in den Süßigkeiten. Also ja, wenn du ein gesundes Leben haben willst, dann empfiehlt es sich, die Schokolade beiseite zu legen. Nie wieder zu naschen klingt sehr hart. Allerdings gibt es auch eine Alternative zum herkömmlichen Zucker. Das ist das Süßungsmittel Stevia. Stevia ist eine Pflanze mit einem besonders süßen Geschmack. Der Geschmack wird allerdings nicht von Zucker sondern von Steviolglykoside erzeugt. Somit wirkt sich Stevia positiv auf den Blutzucker aus. Andere Alternativen zum Rohrzucker sind (geringe Mengen) Honig, Ahornsirup oder Früchte.

Verzicht auf Getreide

Getreide hat den Ruf besonders gesund zu sein. Damit geht oft eine gewisse Romantisierung einher. Aber das ist nicht wahr. Getreide enthält große Mengen Kohlenhydrate. Die Kohlenhydrate werden im Körper zu Zucker umgewandelt und erhöhen den Blutzucker. Die Kohlenhydrate bewirken also genau so starke Schwankungen im Blutzucker und genau so große Insulinausschüttungen. Es gilt für Getreide also das gleiche wie für Zucker. Aber das ist noch nicht alles. Getreide enthält auch sogenannte Antinährstoffe. Und wenn du bereits ein schlechtes Gefühl aufgrund des Namens hast, dann ist dein Gefühl richtig. Die Antinährstoffe sind Gluten, Lektine und Phytinsäure. Die Antinährstoffe setzen sich an die Darmwand fest und verhindern, dass die anderen Nährstoffe ins Blut gelangen. Sie beschädigen die Darmwand. Außerdem gelangen die Antinährstoffe über das Blut in andere Organe. Auch hier können natürlich   Schäden   entstehen.

Das Sickerdarm-Syndrom kann hervorgerufen werden. Wenn der Darm „undicht" wird, gelangen die Antinährstoffe in die anderen Organe. Dort werden diese Antinährstoffe von dem Körper angegriffen und mit ihnen wird auch das umgebene Gewebe angegriffen. Viele Krankheiten können durch den Kampf gegen die Antinährstoffe ausgelöst werden. Darunter sind Arthritis, Morbus Crohn, Fibromyalgie, Reizmagen oder auch Schilddrüsenprobleme. Auch eine Glutenunverträglichkeit kann auftreten oder tritt vielleicht bereits auf. Denn viele Menschen leiden bereits unter den Symptomen der Glutenunverträglichkeit. Dazu gehören Übergewicht, Kopfschmerzen, Verdauungsbeschwerden und Konzentrationsschwächen. Leider wird Glutenunverträglichkeit nur von den wenigsten Ärzten erkannt. Denn die Tests für die Glutenunverträglichkeit oder Glutenintoleranz sind nicht zuverlässig. Es gibt zwar auch andere Lebensmittel mit Antinährstoffen, aber kaum ein Lebensmittel hat so viele Antinährstoffe wie Getreide. Auch weißer Reis wird von Paleoanhängern gemieden. Allerdings liegt das hier eher an den Kohlenhydraten. Denn der weiße Reis enthält nicht viele Antinährstoffe.

Verzicht auf verarbeitete Lebensmittel

Das sollte heutzutage nicht mehr allzu viele Fragen aufwerfen. Verarbeitete Lebensmittel und Fast Food haben viele Konservierungsstoffe, Geschmacksverstärker, Aromen und Stabilisatoren. Es ist also alles voller Chemie. Das ist nicht gerade etwas, dass Steinzeitmenschen hatten. Entsprechend schlecht reagieren unsere Körper auf die Wirkstoffe. Ja, natürlich gibt es gesetzliche Bestimmungen. Die Grenzwerte werden auch nicht überschritten. Leider wurden viele dieser Stoffe erst in den letzten 20 Jahren entdeckt oder entwickelt. Langzeitstudien sind also entsprechend selten. Und auch gesetzlich bestimmte Grenzwerte sind nicht unfehlbare Bestimmungen, die von allwissenden Politikern ins Leben gerufen worden sind.

Ein bisschen Skepsis ist durchaus angebracht. Wenn wir ohne etwas überleben können, dass uns eventuell krank macht, warum sollten wir es überhaupt essen? Die beste Faustregel in diesem Bereich ist wohl: Wenn du den Namen einer Substanz nicht aussprechen kannst, dann nimm sie auch nicht in den Mund! Abgesehen von der Chemie beinhalten Fast Food und verarbeitete Lebensmittel auch viele Substanzen, die wir bereits von der Liste der ungesunden Lebensmittel kennen. Wir hätten da versteckten Zucker, Getreideprodukte und Pflanzenfette. Schon alleine deshalb sind diese Produkte für den Paleoliebhaber ein

No-Go. Aber die chemischen Substanzen machen die Sache noch einmal viel eindeutiger.

Kapitel 4: Den Fettstoffwechsel regulieren für mehr Leistung im Sport

Kohlenhydrate und sind für den menschlichen Körper der wichtigste Energielieferant. Doch die verwertbare Energie, die er resorbieren kann, ist reduziert. Das minimiert die Leistung, oder es limitiert diese. Durch entsprechendes Training wird der Versuch unternommen, die Speicherkapazitäten auszunutzen und auch zu erhöhen, aber im Prinzip sind diese Möglichkeiten eingegrenzt. Daher versuchen immer mehr sportlich orientierte Menschen auch eine Umstellung auf die Paleo-Diät Ernährung. Ein wichtiges Prinzip ist dabei, auf die Ketose zu setzen. Dabei entnimmt der menschliche Körper regelmäßig Energie aus dem Fett und seinen Fettreserven. Diese sind auch nicht so rasch wieder aufgebraucht.

In so einer Situation schreit der ganze Körper nach Glucose, besonders das menschliche Gehirn, auch die Muskeln benötigen entsprechenden Treibstoff und leider ist keine Glucose vorhanden. Der Körper ist aber nicht automatisch in der Lage, die erforderliche Energie aus seinen Reserven an Fett zu nehmen, er muss es erst lernen. Deshalb ist er nicht in der Lage, in einer solchen Situation richtig zu agieren und bedient sich an seiner Muskelmasse. Jeder kann den Stoffwechsel von Fett aktiv üben. Wichtig dabei ist, dass man die Phase der Anpassung an die Ketose zur Gänze beendet hat. Das benötigt doch einlge Wochen, doch es ist positiv, wenn man so lange durchhält. Denn besonders am

13

Anfang ist man ohne Energie und müde, doch das ändert sich wieder.

So viele Kohlenhydrate braucht man

Im Prinzip gibt es keine korrekte Angabe für die Menge an Kohlenhydraten, die man pro Tag zu sich nehmen sollte, aber man kann sagen, dass etwa 55 bis 125 g Kohlenhydrate an einem Tag zu empfehlen sind. Nämlich abhängig davon, ob man sein Gewicht aufrechterhalten oder abnehmen will. Sollte man weniger als 35 Gramm Kohlenhydrate an einem Tag konsumieren, dann beginnt der menschliche Körper sich Zug um Zug auf die Ketose einzustellen und die benötigte Energie aus den Reserven an Fett zu nehmen.

Dennoch ist eine Paleo-Ernährung nicht erst dann erfolgreich, sobald der Zustand der Ketose erreicht ist oder man sich dauerhaft so ernährt. Die positiven Auswirkungen setzen schon wesentlich früher ein.

Verringern Sie lieber ab und zu auf unter 55 Gramm an Kohlenhydraten für den Zeitraum von einen bis zwei Tage, dann erhöhen Sie wieder auf etwa 110 Gramm. In einem solchen Bereich wird der Stoffwechsel des Fetts entsprechend angeregt und das Reduzieren von Gewicht wird entsprechend leichter fallen. Hat man sein Wunschgewicht schließlich erreicht, kann man auf 160 Gramm Kohlenhydrate pro Tag erhöhen und hält dennoch das Gewicht.

Schlussendlich ist allerdings die Energiebilanz wichtig, dass man nicht mehr an Kalorien aufnimmt, als man auch wieder verbraucht. Denn hochwertige Proteine sind für eine intensive und vor allem anhaltende Sättigung verantwortlich. Noch dazu hat die Paleo-Ernährungsform auch einen sehr guten Einfluss auf den sogenannten Grundumsatz, vor allem, weil es einiges mehr an Energie kostet, die Proteine abzubauen als die Kohlenhydrate.

Die Ernährung erfolgreich auf Paleo umstellen

Damit bei einem Paleo-Diät-Start nichts schiefläuft und man nicht nach kurzer Zeit das Handtuch wirft, hält man sich besser an die folgenden Tipps:

1. **Basis-Wissen:** Es ist wesentlich nicht vorbehaltlos in die Paleo-Ernährung zu starten. Wer mittels Paleo-Diät sein Gewicht reduzieren will, muss darüber Bescheid wissen, wie das funktioniert.

2. **Positiv denken:** Zucker ist verboten. Doch denken Sie nicht bereits vorher darüber nach, was Sie bald alles nicht mehr essen sollten. Verlegen Sie sich auf die neuen, kohlenhydratarmen Lebensmittel wie zum Beispiel Gemüse, Fleisch und Fisch, frische Eier und Co.

3. **Die Woche genau planen:** Damit der Beginn der Umstellung Ihrer Ernährung nicht schon bald in Gefahr gerät, ist es angeraten, einen Plan für einen Wochenplan für den ersten Zeitraum der Paleo-Ernährung zusammenzustellen.

4. **Kohlenhydrate-Bomben vermeiden:** Sie haben sicher noch viel Nudeln, viel Reis oder auch Mehl zu Hause? Dann verschenken Sie diese Lebensmittel an Freunde. Und natürlich muss auch der Süßigkeiten-Vorrat weg!

5. **Einstieg am Wochenende:** Wie bereits angeführt, ist es gut möglich, dass wegen des Mangels an Kohlenhydraten am Anfang einige Nebenwirkungen wie zum Beispiel Müdigkeit und Kopfschmerzen auftauchen können. Deshalb ist es zu empfehlen, die Ernährung an einem Wochenende umstellen. Wer am Montag beginnt, ist vielleicht am Dienstag schon schlapp.

6. **Fallen aufspüren:** Im Supermarkt sollte man genau auf die Verpackungen achten, die Zutatenlisten und die Nährwertangaben prüfen. Als Paleo Zutaten geht alles, was pro 100 Gramm weniger als fünf Gramm Kohlenhydrate aufweist. Kaufen Sie auch nur jene Erzeugnisse, bei denen die Zutaten bekannt sind.

7. **Mehl ersetzen:** Das Mehl wird im Zuge der Paleo-Diät-Ernährung mit entölten Nussmehlen oder durch gemahlene Nüsse ausgetauscht. Sie können auch zu Mehl aus Nüssen greifen.

Kapitel 5: Was zu erwarten ist, wenn Sie es paleo

gut, wenn Sie Ihren Körper mit einem schrecklichen Ernährungsangriff verprügelt haben, können Sie erwarten, einen groben Start zu haben. Ich versuche nie, die möglichen Nebenwirkungen zu überziehen, wenn ich einen Kunden coache. Ich möchte sie nicht davor erschrecken, es zu versuchen, aber ich möchte auch, dass sie erkennen, dass ihr Körper mit den Veränderungen unzufrieden sein wird, aber sehr dankbar kurz danach.

jede Änderung der Ernährung, vor allem eine von ungesund zu gesund, kann zu einigen Nebenwirkungen führen. diese passieren und sicher schlagen die Nebenwirkungen von Krankheit und Tod ein ungesundes Lebensstil kann uns führen.

während des ersten Monats des Übergangs zum Paläo-Lebensstil werden die Reaktionen der Menschen sehr unterschiedlich sein. einige werden viel Gewicht verlieren, einige werden wirklich mürrisch, und viele werden einen wahrgenommenen Mangel an Energie erleben.

Sie werden eine natürliche Entgiftung erleben, die nicht die angenehmste sein wird. Sobald Sie aufhören, verarbeitete Lebensmittel und die darin enthaltenen Giftstoffe zu konsumieren, wird Ihr Körper den natürlichen Heilungsprozess beginnen. es wird beginnen, die Giftstoffe in Ihrem System in Form von Kopfschmerzen, häufige Badpausen zu lösen und kann Sie ein bisschen lethargisch fühlen, wie eine Grippe nur in einer gesunden Weise.

dies wird auch eine Zeit sein, in der eure Sehnsüchte in vollem Gange sein werden. die Giftstoffe, die Ihren Körper verlassen, sind sehr süchtig, und Ihr Körper an diesem Punkt glaubt immer noch, dass er sie braucht. es ist wirklich wichtig, dass Sie so engagiert wie möglich in dieser Phase bleiben, und die meisten Heißhunger werden nach etwa zwei Wochen verschwinden.

während Sie wechseln, ist es auch wichtig, dass Sie weiter trainieren. Sie haben vielleicht keine Lust auf Sport, aber Sie würden einen großen Vorteil verpassen, um den Übergang zu erleichtern. Schwitzen! wenn Sie da draußen sind und schwitzen, werden Sie diese Giftstoffe so viel schneller herausholen. seien Sie nicht überrascht, wenn Ihr Schweiß anders riecht.

Ich bemerkte, als ich mit einer Lifestyle-Änderung entgiftete, dass mein Schweiß fast metallisch roch, was wahrscheinlich zeigt, wie viele Giftstoffe mein System verließen. Ich bemerkte auch, dass der Schweiß meine Haut itch machte, was es nie zuvor tat. Ich schwitzte wahrscheinlich reine Phosphorsäure aufgrund der Menge an Pop, die ich verwendet, um zu trinken. es ist verrückt, was unser Körper durchmacht, um all den Mist loszuwerden, den wir hineingesteckt haben, aber es ist ein sehr notwendiger Schritt. Wenn Sie mit Stimmung stutzigkeit kämpfen, kann mit der Zeit eine Stabilisierung zu erwarten sein. wenn Sie nicht glauben, dass überschüssiger Zucker in Ihrer Ernährung Ihre Stimmung nicht beeinflusst, würden Sie falsch liegen. wenn Sie mir nicht glauben, dann versuchen Sie Babysitting ein paar Kinder und geben sie etwas mehr Zucker. sie werden durch alle Emotionen des Alkoholkonsums gehen: alle glücklich, dann mürrisch und beenden es mit einem weinenden Fit die meiste Zeit. Wenn Sie feststellen, dass Sie im Leben im Moment launisch sind, könnte es an übermäßigem Zucker liegen.

eines der besten Dinge, die Sie erwarten können, nach den Nebenwirkungen nachlassen, ist das Gefühl schrecklich jedes Mal, wenn Sie sich entscheiden, Junk-Food zu essen. es ist erstaunlich, was unser Körper uns sagt, sobald er dazu in der Lage ist, und wir sind offen für das Hören. ein Körper frei von Giftstoffen und das Gefühl, groß wird, dass Junk-Food nehmen und machen Sie es bereuen. Sie werden aufgebläht werden, Darmbeschwerden haben und höchstwahrscheinlich einen unangenehmen Ausflug ins Badezimmer haben.

dies geschieht, weil Ihr Körper weiß, dass die Nahrung, die Sie gerade gefressen haben, nicht gut für Sie ist und versucht, es loszuwerden. es hat das für euch gemacht, aber als ihr das Essen darin weiter erzwang, gab es schließlich auf. Ihre neue Normalität fühlte sich die ganze Zeit etwas beschissen an. Sie trainierten Ihren Körper, um Junk zu lieben, und können ihn trainieren, um gesundes Essen wieder zu lieben.

im Grunde, bevor Sie sich gut fühlen können, werden Sie sich höchstwahrscheinlich wirklich, wirklich nicht großartig fühlen. das Beste an all dem ist, dass die Nebenwirkungen nur vorübergehend sind, und bald werden Sie sich viel besser fühlen, als Sie jemals zuvor gefühlt haben.

- Paläo-Safe-Brei

Erträge: 1 herzhafte Portion oder 2 kleinere Portionen

Zutaten:

 und ein Viertel Tasse ausgetrocknet geschredderte Kokosnuss

 und ein Viertel Tasse rohe Mandeln, zerkleinert

 und ein Viertel Tasse rohe Walnüsse, zerkleinert

2 EL rohe, geschälte Kürbiskerne

1 EL Leinsamenmehl

 und halbe Tasse frisch gekochtes Wasser

2 reife oder überreife Bananen, geschält, püriert, tun dies nur, wenn Sie im Begriff sind, sie in den Brei zu legen.

Wegbeschreibungen:

1. Legen Sie alle Zutaten in einen Mixer und verarbeiten Sie, bis Sie eine grobe Mahlzeit haben, den Inhalt in eine Mikrowellenschüssel geben.

2. Das frisch gekochte Wasser in die Schüssel geben und gut vermischen.

3. Mikrowelle dies auf hoch für 30 Sekunden, ungedeckt.

4. Nehmen Sie die Schüssel vorsichtig aus der Mikrowelle und lassen Sie den Brei für ca. 2 Minuten abkühlen.

5. die pürierten Bananen unterrühren und servieren.

als Variante können Sie auch Hinzufügen:

1 gehäufte Esslöffel Honig geröstete Nüsse Ihrer Wahl

2 Esslöffel Apfelsauce mit einem Viertel Teelöffel gemahlener Zimt

• und ein Viertel Tasse frische Beeren Ihrer Wahl

1 Esslöffel dunkle Schokoladenfedern

- Kirsch-Choco-Smoothie

dient: 2

Zutaten:

1 Banane, klein, geschält, grob gehackt

1 und halbe Tassen frische Kirschen, Stiele entfernt, entsteint

2 TL Zimtpulver

und halbe Tasse Kokosmilch

2 EL ungesüßtes Kakaopulver

2 Tassen zerkleinertes Eis

Wasser, wie nötig

2 frische Kirschen, zum Garnieren

Wegbeschreibungen:

1. mit Ausnahme der Garnierung und des Wassers alle Zutaten des Smoothies in den Mixer geben. prozessieren, bis sie glatt sind. wenn der Smoothie zu dick ist, gießen Sie ein kleines Maß Wasser ein, bis er die gewünschte Konsistenz erreicht.

2. Teilen Sie das Getränk in 2 Gläser. jedes Glas mit einem Stück frischer Kirsche auf der Oberseite garnieren. sofort servieren.

- Pochiertes Ei Auf Spargel

serviert: 1

Zutaten:

und ein Viertel Pfund Spargel, große, holzige Stiele abgezappt, gewaschen, entwässert

Wasser, zum Kochen

Salz, nach Geschmack

Olivenöl, zum Nieselregen

für das pochierte Ei:

1 Ei, groß

1 TL weißer Essig

Prise Salz

Wasser, zum Kochen

Wegbeschreibungen:

1. den Spargel zu kochen: in einem großen Topf genug Wasser aufstellen, um ihn auf halbem Weg zu füllen. setzen Sie dies über hohe Flamme und warten, bis das Wasser zu einem rollenden Kochen kommen. Die Spargelspieße ins Wasser geben und das Gemüse nur 2 Minuten kochen lassen. den Inhalt des Topfes in einen Kolander gießen. die überschüssige Flüssigkeit abschütteln und beiseite stellen. Die Spargelspeere werden auf eigene Faust weiterkochen.

2. den Spargel vorsichtig auf einen Teller geben. Mit etwas Salz bestreuen und mit etwas Öl beträicht.

3. das Ei zu pochieren: Erhitzen Sie eine kleine Antihaft-Pfanne über hoher Flamme. gießen Sie gerade genug Wasser ein, damit Sie einen Zentimeter Flüssigkeit haben. Salz und Essig in geben. lassen Sie das Wasser zu einem rollenden Kochen kommen, dann drehen Sie die Hitze auf ihre niedrigste Einstellung.

4. das Ei vorsichtig einreißen und sicherstellen, dass das Eigelb intakt ist. lassen Sie das Ei für 2 bis 3 Minuten kochen, oder bis die Ränder gesetzt sind. mit einem geschlitzten Löffel, sorgfältig das gesamte pochierte Ei ausfischen. tippen Sie vorsichtig auf den geschlitzten Löffel an der Seite der Pfanne, um so viel Flüssigkeit wie möglich zu entfernen.

5. zum Zusammenbauen: Einfach das pochierte Ei auf den gekochten Spargel legen und sofort servieren.

- Süßkartoffel-Fritten

serviert: 1

Zutaten:

1 Süßkartoffel, groß, geschält, in dick geschnittene Pommes geschnitten (Sie können Taro oder gelben Yam ersetzen)

Olivenöl, zum Bürsten und Nieselregen

Meer- oder Steinsalz, nach Geschmack

Wegbeschreibungen:

1. den Ofen auf 350 Grad Fahrenheit oder 175 Grad Celsius vorheizen.

2. ein Backblech mit Pergamentpapier auslegen. die Kochfläche leicht mit Öl bürsten.

3. Die Süßkartoffel-Wafer auf einem Backblech anrichten. Stellen Sie sicher, dass sich die dickeren Scheiben auf der Außenseite des Tabletts befinden und dass sich keines der Teile überlappt oder sich gegenseitig berührt, um ein gleichmäßiges Kochen zu gewährleisten. Die Süßkartoffel-Fritten mit etwas Öl betränken. das Los mit einem Blatt Aluminiumfolie bedecken.

4. Backen Sie dies im heißen Ofen für 10 Minuten.

5. nach 10 Minuten, entfernen Sie die Aluminiumfolie und drehen Sie die Hitze des Ofens auf 300 Grad Fahrenheit oder 150 Grad Celsius. Lassen Sie die

Pommes für weitere 5 bis 7 Minuten kochen oder bis die meisten von ihnen goldbraun werden.

6. Entfernen Sie das Backblech vorsichtig aus dem Ofen und auf ein Drahtgestell. Die Pommes frites 2 Minuten abkühlen lassen, bevor sie auf eine Platte übertragen werden. mit Salz kurz vor dem Servieren würzen.

Tipp: Sie können auch frittieren oder Pfanne braten die Splitter von Süßkartoffeln. mindestens ein Viertel Tasse Paleo-Diät sicheres Speiseöl verwenden. Überschüssiges Fett nach dem Kochen abtropfen lassen, indem man die gekochten Pommes frites auf ein mit Papiertüchern ausgekleidetes Sieb legt. mit Salz kurz vor dem Servieren würzen.

- Schweine- und Lebereintopf in Tomatensauce

serviert: 3

Zutaten:

6 Wachteleier, hartgekocht, geschält, entwässert

und ein Viertel Pfund Schweinefilet, gut getrimmt, gewürfelt, ungefähr so groß wie die Wachteleier

und ein Viertel Pfund Schweineleber, gut gewürfelt, etwa so groß wie die Wachteleier (Sie können Hühnerleber ersetzen, halbiert)

1 TL paleosicheres Speiseöl

1 Knoblauchzehe, groß, geschält, gehackt

1 weiße Zwiebel, groß, geschält, gehackt

1 Süßkartoffel, klein, geschält, gewürfelt, ungefähr so groß wie die Wachteleier

1 Karotte, klein, oben entfernt, geschält, gewürfelt, ungefähr so groß wie die Wachteleier

2 EL Rosinen

1 rote Paprika, klein, oben entfernt, halbiert, gerippt und gesät, gewürfelt, ungefähr so groß wie die Wachteleier

1 EL Tomatenmark

1 EL spanisches Paprikapulver

2 Tassen verdünntes Rind oder Hühnerbrühe, glutenfrei. Sie können auch Gemüse- und Schweinebrühe verwenden, aber keine Garnelen oder Fischbrühe.

Salz & Pfeffer nach Geschmack

Wasser, nur bei Bedarf

Wegbeschreibungen:

1. Stellen Sie einen großen holländischen Ofen bei mittlerer Hitze ein. Gießen Sie das Speiseöl, und warten Sie, bis dies leicht rauchig werden.

2. den Knoblauch hinzufügen und braten, bis aromatisch. Fügen Sie die gehackten Zwiebeln hinzu und kochen Sie weiter, bis die Zwiebeln weich und transparent sind.

3. Das Schweinefilet und die Leber in die Pfanne geben. Braten, bis die meisten von ihnen hellbraune Patina haben.

4. mit Ausnahme des Salzes und Pfeffers die restlichen Zutaten in den holländischen Ofen gießen. geben Sie dies schnell rühren, bevor Sie die Hitze auf die niedrigste Einstellung drehen. deckel aufsetzen. den Eintopf für die nächsten 25 bis 30 Minuten kochen lassen. überprüfen Sie alle 10 Minuten, ob der Eintopf zu schnell austrocknet. etwa eine halbe Tasse Wasser hinzufügen, aber nur bei Bedarf. Andernfalls den Eintopf nur gelegentlich rühren.

5. Der Eintopf wird gekocht, wenn die Süßkartoffeln gabelartige sind. den holländischen Ofen von der Hitze zu entfernen. Den Eintopf kurz vor dem Servieren mit Salz und Pfeffer würzen.

6. den Eintopf in Suppenschüsseln geben. servieren, während heiß.

Ich hoffe, diese Rezepte helfen Ihnen, auf Ihre Paleo-Diät zu beginnen. wie immer, nehmen Sie ein Rezept und machen entsprechende Substitutionen, wo nötig. kaufen Sie sich einige große Paleo Kochbücher und nicht zurückblicken. Genießen Sie, was Sie essen und Sie werden immer den Paläo-Lifestyle leben wollen.

Ahorn Krapfen mit Kokosnuss-Frosting

Zutaten

1,5 Tassen Mandelmehl

1/2 TL Backpulver

1 Messerspitze Cinnamon

1 Messerspitze Boden Muskatnuss

4 EL Ahornsirup

2 EL Kokosöl geschmolzen

1 TL Zitronensaft

2 Eier getrennt

Kokosnuss-Zuckerguss

3,2 kg Kokosmilch über Nacht gekühlt

1 TL Vanille

2 EL Ahornsirup

Anleitung

1.Ofen auf 350 Grad vorheizen. Krapfenpfanne mit Kokosöl einbürsten.

2.Um die Krapfen zu machen, kombiniere das Mandelmehl und das Backpulver in einer großen Schüssel mit Zimt und Muskatnuss.

3.Ahornsirup, Kokosöl und Zitronensaft mit dem Eigelb schlagen und dem Mehl zugeben. Mixen mit dem Schneebesen bis eine cremige Konsistenz entsteht.

4.Schlagen Sie das Eiweiß, bis es fest ist und geben sorgfältig dass geschlagene Eiklar in den Teig.

5. Gebe den Teig in die Krapfenformen und lasse die Krapfen 12-15 Minuten backen. So weiterverfahren, bis der Teig aufgebraucht ist.

6.Während die Krapfen backen, nehmen Sie die

Kokosmilch aus dem Kühlschrank entfernen. Nehmen Sie nur die Creme aus der Kokosnussmilch und reservieren Sie die Milch für einen anderen Gebrauch. Setzen Sie die Creme in eine Schüssel mit der Vanille und Ahornsirup und Schneebesen, bis Sie eine dicke Glasur bilden

7. Krapfen vollständig abkühlen lassen, bevor sie mit der Frosting Glasur aufgetragen werden. Bestreichen Sie nun die Krapfen und geben Sie optional Walnüsse darauf.

Zubereitungszeit: 25 Minuten

Kornfreier Honig und Aprikose Granola

Zutaten
1 Tasse Mandeln
½ Tasse Macadamianüsse
1/3 Tasse Kokosflocken
¼ Tasse Kürbiskerne (geschält)
¼ Tasse Kokosöl
3 EL Honig
1 Tropfen Vanilleextrakt
1/3 Tasse Aprikosen (getrocknet, fein gewürfelt)
½ TL Salz

Anleitung
1.Den Ofen auf 300 Grad vorheizen.
2. Pergamentpapier auf ein Backblech legen.
3.Legen Sie die Mandeln, Macadamianüsse, Kokosflocken und Kürbiskerne in einen Mixer um kleinere Stückchen daraus zu machen.
4.Kokosöl, den Honig und die Vanille in eine mikrowellengeeigneten Schüssel geben
5.Für 45 Sekunden in die Mikrowelle stellen.
6.Aus der Mikrowelle nehmen und die Nussmischung einrühren,.
7.Rühren Sie die Aprikosen und Salz hinzu.
8.Das Granola auf die vorbereitete Backform in einer gleichmäßigen Schicht auftragen und 20 Minuten im Ofen backen.
9.10 Minuten abkühlen lassen, und dann in große Stücke schneiden.

10.In einem Ziploc-Beutel oder einem
wiederverschließbaren Behälter aufbewahren.
Zubereitungszeit: 35 Minuten

Frühling Gemüsesalat

Zutaten
8 Tassen grüne Bohnen gewaschen
4 Rettiche in dünne Scheiben geschnitten
12 dünne Spargelstangen in Scheiben geschnitten
1 Tasse Erbsen geschält
Sprossen
½ Tasse zerbröckelter Ziegenkäse
2 Esslöffel Olivenöl
Saft von 1 Zitrone

Anleitung
1.Das Gemüse in einer großen Schüssel geben und leicht mit dem Öl und Zitronensaft beträufeln vor dem Servieren.

Zubereitungszeit: 6 Minuten

Abendessen

Cashew-Hühnchen

Zutaten

400g Hähnchenbrustfilet (in Streifen geschnitten)

1 Rote Paprika (in Streifen geschnitten)

1 Zwiebel (in Streife geschnitten)

1 Knoblauchzehen (gehackt)

2 EL Kokosöl

2 EL Honig

1 EL Kokos Aminos

1 EL Reisessig

1 TL frisch geriebener Ingwer

Meersalz und schwarzer Pfeffer (nach Geschmack)

3 Schalotten (in Scheiben)

Anleitung

1.Kokosöl in einer großen Pfanne auf mittlerer Stufe erhitzen.

2.Zwiebel und Paprika hinzugeben und köcheln lassen.

3.Geschnittenes Hähnchenbrustfilet dazugeben und 3 Minuten kochen.

4.Mischen Sie den Knoblauch und Cashew-Kerne hinzu. Kochen lassen für weitere 2 bis 3 Minuten.

5.Rühren Sie den Honig, Kokos Aminos, Reisessig, geriebenem Ingwer mit Salz und Pfeffer in einer Schüssel um und geben die Mischung in die Pfanne.

6.Kochen für weitere 4 bis 5 Minuten oder bis das Huhn durch gekocht.

7.Servieren und garnieren mit Schalotten.

Zubereitungszeit: 20 Minuten

Kaffee Steak Überraschung

Zutaten

300g Steak in Streifen geschnitten

1 Tasse schwarzen Kaffee

1 Knoblauchzehe

1 Schallote (fein zerkleinert)

1 TL Honig (wegzulassen , wenn bevorzugt)

2 EL Balsamessig

1 TL Olivenöl

1 TL Rosmarin (getrocknet)

1 TL Thymian (getrocknet)

1 Prise Salz

1 TL Schwarzer Pfeffer

Anleitung

1.Während der Kaffee noch heiß ist mit Honig vermischen

2.Fügen Sie den Knoblauch, Schalotten, Essig, Olivenöl, Rosmarin und Thymian hinzu. In einen Mixer geben und kurz auf niedriger Stufe mixen

3.Steaksstreifen mit Salz und Pfeffer würzen und in einen Glasbehälter stellen. Gießen Sie die Kaffee Marinade über die Steaks. Schließen Sie den Glasbehälter und lassen ihn mindestens eine Stunde im Kühlschrank marinieren, am besten über die ganze Nacht.

4.Nehmen Sie die Steaks aus dem Kühlschrank und lassen sie 30 Minuten stehen um Zimmertemperatur zu erreichen. Olivenöl auf eine Pfann geben und die Steaks dann darauf braten.

5.Servieren mit gegrilltem Spargel, Süßkartoffeln, und sogar ein paar Eiern
Natürlich können Sie das Gericht auch zum Frühstück verwenden um wach zu werden ??

Grilled-Mushroom-Sandwich

Zutaten / 4 Portionen:

8 Scheiben Eiweiß-Toast

1 Avocado

200 g Champignons

8 Zweige Petersilie

2 EL Olivenöl, zum Braten

1 Prise Salz

1 Prise Pfeffer

Zubereitung:

1. Den Ofen auf eine Temperatur von 160 °C aufheizen. Dann ein Backblech mit Backpapier bedecken und auf diesem die Brote für ungefähr vier Minuten von beiden Seiten backen. Die Brote können aber auch mit dem Toaster zubereitet werden.
2. Die Avocado von der Schale und vom Kern befreien. Die Pilze in Scheiben zerteilen und in der Pfanne mit dem Olivenöl braten, die Petersilie zerhacken und hinzufügen. Mit Salz und Pfeffer abschmecken.
3. Auf vier Toastscheiben die Avocado streichen, auf diese die gebratenen Pilze verteilen und mit den anderen vier Toastscheiben bedecken.

Tomaten-Mozzarella-Omelette

Zutaten für 1 Portionen

100 g Cocktailtomate)

1/2 Kugel Mozzarella

4 mittelgroßes Ei

30 ml Milch

Salz und Pfeffer

1 Teelöffel Butter

1 Teelöffel Petersilie

2 Zweige Basilikum

Zubereitung

1. Die Tomaten sauber waschen und dann vierteln. Den Mozzarella antrocknen lassen und in gleich dicke Scheiben zerteilen.
2. Die Eier mit der Milch vermischen und die Petersilie hineinmischen.
3. Die Butter in einer Pfann warm machen und aufschäumen. Die Eiermischung in die Pfanne eingießen und stocken lassen. Die Tomaten und die Scheiben vom Mozzarella verteilen und zugedeckt etwa drei bis fünf Minuten stocken lassen.
4. Zum Anrichten das Omelette auf einen Teller geben und mit dem gehackten Basilikum nach Geschmack garnieren.

Veganer Fleischsalat

Zutaten für 4 Portionen

160 ml vegane Remoulade

500 g Räuchertofu

1 kleines Glas Essiggurken

400 g Sojaquark

0,5 TL Paprika edelsüß

60 ml Gurkenwasser

1 TL Salz

1 Prise Pfeffer

0,5 TL Gemüsebrühe

Zubereitung

1. Den geräucherten Tofu in feine Streifen schneiden und beiseitestellen. Danach die Essiggurken in kleine Würfel schneiden und zum Räuchertofu hinzufügen.

2. Den Sojaquark, das Paprikapulver, das Gurkenwasser sowie das Salz, den Pfeffer und die Gemüsebrühe vermengen und in die Schüssel zum Räuchertofu hinzufügen. Gemeinsam mischen und für etwa zehn Minuten ziehen lassen.

Tofu-Omelette mit gerösteten Tomaten

Zutaten für 2 Portionen

Für die gerösteten Tomaten
250 g Cherry Rispentomaten

2 TL Olivenöl

1 TL grobes Meersalz

0,5 TL Thymian

Für die Omelette
200 g Seidentofu

50 g Kichererbsenmehl

1,5 EL Hefeflocken

1 EL Tapiokastärke

0,5 TL Kurkuma

0,25 TL Salz

1 EL Olivenöl

0,25 TL Kala Namak

Zubereitung

1. Backofen auf 200° C mit der Einstellung Ober-/Unterhitze aufheizen.

2. Die Rispentomaten in eine geeignete Form geben. Mit dem Olivenöl benetzen, etwas Meersalz und Thymian hinzufügen und gut vermischen.

3. Den Tofu mit dem Mehl der Kichererbsen, den Hefeflocken, der Tapiokastärke, dem Kurkuma und dem Salz im Mixer mixen.

4. Pro Omelette einen halben Esslöffel Olivenöl in eine heiße Pfanne geben. Jedes Omelett in vier Minuten pro Seite bei hoher Hitze backen.

5. Die gerösteten Tomaten in Omeletts einklappen, mit Kala Namak würzen und sofort servieren.

Bunter Salat mit Hähnchenbrust

Zutaten für 2 Portionen

2 Handvoll Rucola

2 Handvoll Feldsalat

8 mittelgroßes Radieschen

1/2 mittelgroße Salatgurke

2 mittelgroße Tomaten

1 mittelgroßer Paprika

2 Esslöffel Weißweinessig

1 mittelgroße rote Zwiebeln

1 Teelöffel Senf

1 Teelöffel Meersalz

1 Messerspitze. Pfeffer

1 Teelöffel Honig

2 Esslöffel Rapsöl

240 g Hähnchenbrust

Zubereitung

1. Die Salatsorten und das Gemüse säubern und abwaschen. Die Salate trocknen und in passende Stücke zerteilen. Die Radieschen und die Gurke in möglichst dünne Scheiben teilen. Den Paprika längs schneiden, die Tomaten in Viertel teilen, die Zwiebel in gleichmäßige Ringe schneiden. Die Salate und das Gemüse auf die Teller aufteilen.

2. Den Essig sowie den Senf, das Salz und den Pfeffer sowie den Honig verrühren. Die Hälfte des Öls untermischen.

3. Das Hähnchenfleisch mit kaltem Wasser spülen, trocknen und in fingerdicke Streifen zerteilen. Das Rapsöl erhitzen, das Fleisch rundherum bei großer Temperatur anbraten. Mit dem Dressing löschen, aus der Pfanne nehmen, das Dressing mit dem Salat vermischen. Das Fleisch darauf anrichten.

Hähnchenbrust in Vollkornkruste

Zutaten für 4 Portionen

4 Stücke Hähnchenbrust

2 Scheiben Vollkornbrot

120 g Mandeln

3 mittelgroße Eier

Salz

1 mittelgroße Zitrone

150 g weiße Bohnen

200 ml Sahne

200 ml Milch

1 Esslöffel Olivenöl

4 Zweige Thymian

12 mittelgroße Kirschtomate

Zubereitung

1. Die Bohnen längere Zeit einweichen.

2. Das Wasser entfernen und die Bohnen mit viel Sahne zugedeckt kochen (etwa 45 Minuten). Kein Salz verwenden, ansonsten bleiben sie hart. Bohnen danach pürieren.

3. Danach etwas Salz sowie etwas Schale von der Zitrone und deren Saft hinzufügen.

4. Das Vollkornbrot und die Mandeln klein zerteilen.

5. Das Hähnchenbrustfilet in Eiweißpulver umwenden, danach in Ei wälzen in Mandelbrotkrumen wenden und in Butter braten.

6. Die ganzen Kirschtomaten in Olivenöl, dem Salz und dem Thymian schwenken, bis deren Haut platzt.

Fruchtige Krautwickel aus dem Ofen

Zutaten für 4 Portionen

4 EL Rapskernöl

8 Weißkohlblätter

2 Zwiebeln

100 g Knollensellerie

1 Knoblauchzehe

100 g Tofu

100 g gemahlene Mandeln

1 TL fein gehackter Thymian

1 TL fein gehackter Majoran

1 TL Hefeflocken

600 ml gehackte Tomaten

1 Schalotte

Salz und schwarzer Pfeffer

Zubereitung

1. Die starken Rippen der Kohlblätter wegschneiden, die Blätter in kochendem gesalzenem Wasser fünf Minuten lang blanchieren. In ein Sieb geben und mit kaltem Wasser begießen, danach mit Küchenpapier trocknen.

2. Für die Füllung die Zwiebeln und den Sellerie von der Schale befreien und in Würfel schneiden. Die Knoblauchzehe zerhacken. Alles in einer Pfanne in zwei Esslöffel Rapsöl weich dünsten. Den Tofu in kleine Würfel teilen und mit den Mandeln, den zerhackten Kräutern sowie den Hefeflocken zu dem Gemüse hinzufügen. Mit etwas Salz und Pfeffer würzen.

3. Den Backofen auf eine Temperatur von 200 Grad und der Einstellung Umluft vorheizen. Die Füllung auf das Ende der Kohlblätter geben, die Seiten darüber schlagen und rollen. Falls erforderlich mit einem Holzspieß feststecken. Die gehackten Tomaten in die Form geben und Krautwickel daraufsetzen.

4. Ein weiteres Mal mit Salz und Pfeffer würzen und mit dem restlichen Rapsöl beträufeln. Eine dreiviertel Stunde im Backofen garen.

Kürbis-Bohnen-Gemüse

Zutaten für 4 Portionen

500 g Muskatkürbis

1 Zwiebel

2 Zehen Knoblauch

1 EL Olivenöl

1 EL Butter

Salz und Pfeffer

1 TL Kurkuma

1 TL gemahlener Kreuzkümmel

1 TL rosenscharfes Paprikapulver

150 ml Gemüsebrühe

400 g grüne Bohnen

1 EL Zitronensaft

Zubereitung

1. Den Kürbis von den Kernen befreien, von der Schale befreien, in Spalten, dann in ein bis zwei Zentimeter große Würfel zerschneiden. Die Zwiebel und den Knoblauch schälen und fein würfeln.
2. Das Öl und die Butter in einer Pfanne auf Temperatur bringen. Die Zwiebeln bei mittlerer Hitze glasig andünsten. Den Knoblauch und den Kürbis hinzufügen, drei Minuten lang mit dünsten,

salzen und pfeffern. Mit dem Kurkuma, dem Kreuzkümmel und dem Paprikapulver bestäuben. Mit der Brühe ablöschen und eine Viertelstunde lang zugedeckt bei mittlerer Hitze schmoren.

3. Währenddessen die Bohnen säubern, halbieren und in kochendem Salzwasser etwa fünf bis sieben Minuten lang blanchieren, abgießen, abschrecken und abtropfen lassen.

4. Die Bohnen unter das Kürbisgemüse mischen, zwei bis drei Minuten lang mit garen. Das Gemüse mit Zitronensaft, Salz und Pfeffer abschmecken.

Filet vom Rind mit Rosenkohl

Zutaten für 1 Portion

250 g Rosenkohl

1 Teelöffel Butterschmalz

200 g Rinderfilet

1/2 mittelgroße rote Zwiebel

1 Teelöffel Rapsöl

1 Prise Pfeffer

1 Prise Meersalz

Zubereitung

1. Den Rosenkohl putzen und dabei den Strunk und die Außenblätter loslösen und in Salzwasser mittelhart kochen, danach abgießen, halbieren und zur Seite stellen.
2. Den Backofen auf eine Temperatur von 140° C vorheizen.
3. Eine Pfanne sehr heiß werden lassen, dann das Butterschmalz hinzufügen. Filet darin auf jeder Seite etwa zwei Minuten scharf anbraten.
4. Danach das Filet entweder in Alufolie einwickeln oder zusammen mit der Pfanne in den Ofen stellen und ziehen lassen. Für medium noch sechs bis acht Minuten, für well done acht bis zehn Minuten.

5. Die Zwiebel fein hacken und das Fett erhitzen. Den Rosenkohl und die Zwiebeln anbraten, mit den Gewürzen entsprechend abschmecken.

6. Das Steak aus dem Ofen nehmen, mit Pfeffer und Salz würzen und gemeinsam mit dem Rosenkohl auf den Tisch bringen.

Gefüllte Zucchini mit Hackfleisch

Zutaten für 2 Portionen

450 g Zucchini

1 mittelgroße Zwiebel

1 Zehe Knoblauch

20 g Oliven

2 Esslöffel Olivenöl

120 g gemischtes Hackfleisch

1 Esslöffel Petersilie

1 Esslöffel Pfefferminze

1 Esslöffel Dill

1 mittelgroßes Ei

Salz und Pfeffer

250 ml Gemüsefond

1 mittelgroße Tomate

Zubereitung

1. Die Zucchini in zwei Hälften teilen, bis auf einen Rand von fünf Millimeter aushöhlen. Das Fruchtfleisch klein hacken.

2. Die Zwiebel, die Knoblauchzehe und die entsteinten Oliven fein würfeln, die Tomate hacken und alles in Olivenöl anbraten.

3. Dann Hackfleisch dazu fügen, krümelig braten.

4. Die gehackte Petersilie, die Pfefferminze und den Dill dazugeben, mit Pfeffer und Salz würzen. Das Ei einrühren und nachwürzen.

5. Die Masse in die Hälften der Zucchini füllen, andrücken.

6. Die gefüllte Zucchini in die Form legen, den Gemüsefond angießen. Mit Alufolie zudecken, bei 180 °C etwa 35 Minuten garen.

Mischgemüse mit Tofu

Zutaten für 2 Portionen

200 g Brokkoliröschen

75 g rote Paprika

75 g gelbe Paprika

3 mittelgroße Tomaten

150 g Tofu, ungewürzt

2 EL natives Kokosöl

2 Schalotten

1 walnussgroßes Stück Ingwer

0,5 TL Kurkuma

1 TL Koriander

1 frische rote Chilischote

1 Msp. Hing

1 TL Garam Masala

Steinsalz

Zubereitung

1. Den Brokkoli säubern, den Strunk rausschneiden und in Röschen teilen.

2. Die rote und gelbe Paprika säubern, in Hälften teilen, das Gehäuse wegschneiden und in kleine Stücke zerschneiden.

3. Die Tomaten einritzen und einige Minuten in das kochende Wasser legen, bis sich die Haut wölbt, danach mit dem mit Stab pürieren.

4. Die Schalotten und den Ingwer von der Schale befreien und zerhacken. Die Chilischote zerteilen, von den Kernen befreien und klein schneiden. Tofu abtropfen lassen und in kleine Würfel schneiden.

5. Kokosöl in eine Pfanne geben, die Zwiebeln dünsten, den Ingwer und alle Gewürze hinzufügen, umrühren, danach die passierten Tomaten hinzufügen, kochen lassen, bis alles zu einer dicken Paste verkocht ist.

6. Den Tofu hinzuzufügen, das Gemüse hinzufügen und etwa eine Viertelstunde auf kleiner Flamme kochen lassen. Falls erforderlich etwas Wasser hinzufügen.

7. Mit Steinsalz vor dem Servieren abschmecken.

Wurzelgemüse im Wirsingmantel

Zutaten für 6 Portionen

Für die Füllung
175 g Wurzelpetersilie, geschält

270 g Karotten, geschält

230 g Kartoffeln, geschält

35 g rote Zwiebeln, geschält

20 g Margarine

250 g Gemüsebrühe

Für den Gemüsemantel
300 g Wirsingblätter, ca. 6–8 Blätter

1 TL Salz

150 g Ziegenkäse

Zum Überbacken
50 g Parmesan

Zubereitung

1. Die gewaschenen und geschälten Karotten, Petersilienwurzel sowie die Kartoffeln in kleine gleichmäßige Würfel schneiden (ca. 5 x 5 mm).

2. Zwiebel fein hacken.

3. Margarine in einer beschichteten Pfanne zerlaufen lassen.

4. Zwiebel dazugeben und kurz andünsten.

5. Das klein gewürfelte Wurzelgemüse zu den gedünsteten Zwiebeln dazugeben, mit der Gemüsebrühe aufgießen und solange dünsten, bis das Gemüse bissfest ist.

6. Das Gemüse mit Salz, Pfeffer und Kelpamare (pflanzliche Würzsoße) nach Bedarf abschmecken, anschließend beiseitestellen und abkühlen lassen.

7. Wasser mit dem Salz in einem großen Topf aufkochen lassen.

8. Zwischenzeitlich die einzelnen Wirsingblätter vom Wirsingkohl sehr vorsichtig entfernen, damit sie möglichst am Stück bleiben. Strunk rausschneiden und die Blätter vorsichtig waschen.

9. Die Blätter in das kochende Wasser legen und die Blätter ca. 3–5 Min darin köcheln lassen. Anschließend mit einer Schöpfkelle wieder vorsichtig herausnehmen und in eiskaltes Wasser legen.

10. Die Blätter nun auf ein großes Brett legen und je 2 EL vom Wurzelgemüse darauf geben.

11. Den Ziegenkäse gleichmäßig in dieselbe Anzahl von Wirsingblätter schneiden und je ein Stück davon auf das Wurzelgemüse legen und kleine Päckchen damit machen. Am besten mit mehreren Zahnstochern fixieren.

12. Alle Wirsingpäckchen in eine gefettete Auflaufform legen, mit dem Parmesan bestreuen und bei 180 Grad ca. 25 Min überbacken.

Bananen Zimt Pfannkuchen

Zutaten:
2 Bananen
2 große Eier
½ Esslöffel Zimtpulver
1 Teelöffel Kokosnussöl
Anleitung:
Heizen Sie die Bratpfanne auf 200 C vor.
Mixen Sie in einer Küchenmaschine alle Zutaten.
Leeren Sie den Teig in eine gefettete Bratpfanne und
machen Sie 5 cm große Pfannkuchen.
2 Minuten pro Seite, dann wenden Sie die
Pfannkuchen.
Servieren Sie mit einem Topping Ihrer Wahl.

Tipp: Lese unbedingt mein neues Buch:
Kokosöl: 50 Superfood Rezepte zum Abnehmen,
Kokosnuss-Öl Kochbuch für mehr Gesundheit und
Vitalität, Anti Aging, Wundermittel, Diät
Dort findest du unglaublich leckere Rezepte!!

Hausgemachte Apfelmuffins

Zutaten:

4 Eier

1 Tasse Apfelmus

¼ Tasse Palmzucker

½ Tasse Kokosnussmehl

2 Esslöffel Zimtpulver

1 Teelöffel Backpulver

1 Teelöffel Vanille Extrakt

¼ Tassen Kokosnussöl

2 Teelöffel Honig

Anleitung

Heizen Sie den Ofen auf 200 C vor.

Platzieren Sie Apfel und Palmzucker in einen Kochtopf. Rühren Sie alles über niedriger Hitze zusammen, bis alles vermischt ist.

Legen Sie alle Zutaten in eine mittelgroße Schüssel und mixen sie es mit einem Schneebesen.

Fügen Sie Apfelmus hinzu, dann rühren Sie weiter, bis alles gut vermischt ist.

Löffeln Sie den Teig in Papiermuffinschälchen.

Backen bei 200 C für ungefähr 20 Minuten.

Bananen Muffins

Zutaten:
1 Tasse pürierte Banane
1 Tasse Mandelmehl
½ Teelöffel Backpulver
½ Teelöffel Zimt
½ Teelöffel Vanille
Eine Prise Salz
2 Eier, geschlagen
¼ Tasse Kokosnussöl, geschmolzen
½ Tassen Walnuss, gehackt
2 Esslöffel rohen Honig

Anleitung:
Vermischen Sie Eier, Vanille, Kokosöl und Honig und Bananen in einer mittelgroßen Schüssel.
In einer größeren Schüssel vermischen Sie alle übrigen trockenen Zutaten.
Geben Sie die nassen Zutaten in die Schüssel mit der trockenen Mischung.
Rühren Sie alles um bis ein Teig entsteht.
Geben Sie den Teig in einen Papiermuffinbecher.
Besprenkeln Sie die Muffins mit Walnüssen und schieben Sie sie in den Ofen.
Backen Sie bei 200 C für ungefähr 25 Minuten lang.

Karotten Kekse mit Chia Samen

Zutaten:
1 Tasse Mandelbutter
1 Tasse zerhackte Karotten
½ Tasse Ahornsirup
4 Eier
1 Teelöffel Vanille
1 Teelöffel Backpulver
2 Teelöffel Chia Samen

Anleitung:
Heizen Sie den Ofen auf 200 C vor.
Platzieren Sie die Zutaten in einer großen Schüssel und rühren Sie alles gut um.
Tropfen Sie einen Löffel voll Teig auf das ausgelegte Backblech.
Backen Sie 15 Minuten lang bis die Kekse goldbraun sind.

Honig – Kokos Knuspermüsli

Zutaten:
2 Tassen Honig
2 Tassen Kokosöl
6 Tassen Haferflocken
2 Tassen geriebene Kokosnuss
1 Tasse getrocknete Moosbeeren
1 Tasse getrocknete Kirschen
1 Tasse Rosinen
1 Tasse Walnüsse
1 Tasse geschnittene Mandeln
1 Tasse Kürbiskerne
2 Teelöffel Vanille
2 Esslöffel Zimt

Anleitung:
Ofen auf 150 Grad C vorheizen.
Walnüsse, geschnittene Mandeln, Sonnenblumenkerne
und Kürbiskerne für 10 Minuten einweichen.
Kokosöl, Honig und Vanille bei kleiner Hitze zum
Schmelzen bringen und vermischen.
Restliche Zutaten in eine große Schüssel geben und
vermischen.
Kokosöl – Honig Mixtur über die trockenen Zutaten
geben und sorgfältig umrühren.
Backbleche mit Kokosöl einfetten.
Granola einschichtig über die Backbleche verteilen.
1 Stunde backen, ab und zu umrühren.

Kürbis Smoothie

Zutaten:
1 kleine Avocado
200 g Mandelmilch
1 Tasse Wasserkresse
1 Tasse Spinat
30 g Kürbiskerne
1 Tasse Blumenkohlspitzen

Anleitung:
Kürbiskerne für 30 Sekunden mixen.
Restliche Zutaten hinzufügen und für weitere 20 Sekunden mixen.
Gleich servieren und genießen.

Frühstück Blumenkohl Reis

Vorbereitungszeit: 10 Minuten

Garzeit: 12 Minuten

Portionen: 4

Zutaten:
- 1 ½ Tassen Blumenkohlreis

- 1 ½ Teelöffel Zimtpulver

- ⅓ Tasse Stevia

- eine Prise Salz

- 2 Esslöffel Ghee, geschmolzen

- 2 Äpfel, geschält, entkernt und in Scheiben geschnitten

- 1 Tasse natürlicher Apfelsaft

- 3 Tassen Mandelmilch

- ½ Tasse Kirschen, getrocknet

Richtungen:
3. Stellen Sie Ihren Instant-Topf auf den Bratmodus, fügen Sie Ghee hinzu und erhitzen Sie ihn
4. Reis hinzufügen, umrühren, 5 Minuten anbraten und mit Stevia, Äpfeln, Apfelsaft, Milch, einer Prise Salz und Zimt mischen, umrühren, abdecken und 6 Minuten auf hoher Stufe kochen.

5. Kirschen hinzufügen, umrühren, abdecken, weitere 5 Minuten ruhen lassen, in Schalen teilen und zum Frühstück servieren

genießen!

Ernährung: Kalorien 160, Fett 3, Ballaststoffe 3, Kohlenhydrate 7, Protein 5

Avocado-Muffins

Vorbereitungszeit: 10 Minuten
Garzeit: 30 Minuten
Portionen: 12
Zutaten:
• 1 Tasse Wasser

• 6 Speckscheiben, gehackt

• ein Spritzer Olivenöl

• 1 gelbe Zwiebel, gehackt

• 4 Avocados, entkernt, geschält und gehackt

• 4 Eier
• ½ Tasse Mandelmehl

• ½ Teelöffel Backpulver

• 1 Tasse Mandelmilch

• eine Prise Meersalz

• schwarzer Pfeffer nach Geschmack

Richtungen:
1. Stellen Sie Ihren Instant-Topf auf den Bratmodus, geben Sie etwas Öl hinzu und erhitzen Sie ihn.
2. Zwiebel und Speck hinzufügen, umrühren, 3 Minuten anbraten und in eine Schüssel geben.
3. Avocados hinzufügen und alles mit einer Gabel zerdrücken.

4. Eine Prise Salz, Pfeffer, Eier, Backpulver, Milch und Mehl hinzufügen, alles gut verquirlen und in Silikon-Muffinformen teilen.

5. Geben Sie das Wasser in Ihren Instant-Topf, fügen Sie den Dampfkorb hinzu, fügen Sie die Muffins hinzu, decken Sie ihn ab und kochen Sie ihn 25 Minuten lang auf hoher Stufe.

6. auf Teller verteilen und zum Frühstück servieren.

genießen!

Ernährung: Kalorien 180, Fett 4, Ballaststoffe 3, Kohlenhydrate 5, Protein 7

Sommer Vegetarisches Frühstück

Vorbereitungszeit: 10 Minuten
Garzeit: 10 Minuten
Portionen: 4
Zutaten:

- 1 ½ Tassen rote Zwiebel, grob gehackt

- 1 Tasse Kirschtomaten, halbiert

- 2 Tassen Okra, in Scheiben geschnitten

- 1 Tasse Wasser

- 1 Tasse Pilze, in Scheiben geschnitten

- 2 ½ Tassen Zucchini, grob gehackt

- 2 Tassen gelbe Paprika, gehackt

- schwarzer Pfeffer nach Geschmack

- 2 Esslöffel Basilikum, gehackt

- 1 Esslöffel Thymian, gehackt

- ½ Tasse Olivenöl

- ½ Tasse Balsamico-Essig

Richtungen:
1. In einer großen Schüssel Zwiebel mit Tomaten, Okra, Zucchini, Paprika, Pilzen, Basilikum, Thymian, schwarzem Pfeffer, Öl und Essig mischen und gut verrühren.

2.   In den Instant-Topf geben, 1 Tasse Wasser hinzufügen, abdecken und 10 Minuten auf hoher Stufe kochen lassen.

3.   auf Teller verteilen und zum Frühstück servieren.

genießen!

Ernährung: Kalorien 120, Fett 2, Ballaststoffe 2, Kohlenhydrate 3, Protein 6

Pochierte Eier

Vorbereitungszeit: 10 Minuten
Garzeit: 2 Minuten
Portionen: 3
Zutaten:
- ein Spritzer Olivenöl

- 3 Esslöffel Kokoscreme

- 1 Esslöffel Schnittlauch, gehackt

- 3 Eier
- 1 Tasse Wasser

- eine Prise Meersalz und schwarzer Pfeffer

Richtungen:
1. 3 Auflaufförmchen mit etwas Olivenöl einfetten und jeweils Kokoscreme darauf verteilen.
2. In jede Auflaufform ein Ei knacken, mit einer Prise Salz und Pfeffer würzen und den Schnittlauch darüber streuen.
3. Geben Sie das Wasser in Ihren Instant-Topf, fügen Sie den Dampfkorb hinzu und legen Sie alle 3 Auflaufförmchen hinein.
4. Decken Sie den Instant-Topf ab und kochen Sie ihn 2 Minuten lang auf hoher Stufe.
5. pochierte Eier auf Teller verteilen und servieren.

genießen!

Ernährung: Kalorien 200, Fett 2, Ballaststoffe 1, Kohlenhydrate 2, Protein 6

Leckeres Frühstück Schuster

Vorbereitungszeit: 10 Minuten
Garzeit: 10 Minuten
Portionen: 4
Zutaten:

- 1 Apfel, entkernt und gehackt

- 1 Birne, gehackt

- 2 Esslöffel Honig

- 1 Pflaume, gehackt

- ½ Teelöffel Zimt, gemahlen

- 3 Esslöffel Kokosöl

- ¼ Tasse Kokosnuss, ungesüßt und zerkleinert

- 2 Esslöffel Sonnenblumenkerne

- 2 Esslöffel Pekannüsse, gehackt

Richtungen:

1. Geben Sie das Öl in Ihren Instant-Topf und erhitzen Sie es im Bratmodus.

2. Fügen Sie den Apfel, die Birne, die Pflaume und den Honig in Ihren Instant-Topf hinzu, rühren Sie ihn um, decken Sie ihn ab und kochen Sie ihn 10 Minuten lang im Dampfmodus.

3. Auf Teller verteilen, Sonnenblumenkerne, Pekannüsse, Kokosnuss darüber streuen und servieren.

genießen!

Ernährung: Kalorien 154, Fett 2, Ballaststoffe 2, Kohlenhydrate 5, Protein 3

Verschiedene Eier Frühstück

Vorbereitungszeit: 10 Minuten
Garzeit: 10 Minuten
Portionen: 2
Zutaten:
• 2 Esslöffel Olivenöl

• 1 Tasse Wasser

• 1 Tasse Süßkartoffeln, gewürfelt

•2 Eier
• 1 gehackter Jalapenopfeffer

• ½ Tasse gelbe Zwiebel, gehackt

• 1 Esslöffel Koriander, gehackt

• eine Prise Salz und schwarzen Pfeffer

Richtungen:
1. 1 Tasse Wasser in Ihren Instant-Topf geben, den Dampfkorb hinzufügen, gewürfelte Kartoffeln hineinlegen, abdecken, 3 Minuten auf hoher Stufe kochen und in eine Schüssel geben.
2. Nehmen Sie den Dampfkorb heraus, reinigen Sie den Instant-Topf, geben Sie das Öl hinzu und stellen Sie den Topf auf den Bratmodus.
3. Zwiebel, Jalapeno hinzufügen und Kartoffelwürfel zurückgeben, umrühren und einige Minuten anbraten.

4. Eier knacken, mit einer Prise Salz, schwarzem Pfeffer würzen und Koriander darüber streuen.

5.   Vorsichtig umrühren, abdecken und 2 Minuten auf hoher Stufe kochen lassen.

6.   Diese Frühstücksmischung auf Teller verteilen und servieren.

genießen!

Ernährung: Kalorien 142, Fett 2, Ballaststoffe 1, Kohlenhydrate 3, Protein 6

Tolles Kürbis-Dessert

Vorbereitungszeit: 10 Minuten
Garzeit: 30 Minuten
Portionen: 10
Zutaten:
- 1 ½ Teelöffel Backpulver

- 2 Tassen Kokosmehl

- ½ Teelöffel Backpulver

- ¼ Teelöffel Muskatnuss, gemahlen

- 1 Teelöffel Zimtpulver

- ¼ Teelöffel Ingwer, gerieben

- 1 Esslöffel Kokosöl, geschmolzen

- 1 Eiweiß
- 1 Esslöffel Vanilleextrakt

- 1 Tasse Kürbispüree

- 2 Esslöffel Stevia

- 1 Teelöffel Zitronensaft

- 1 Tasse Wasser

Richtungen:
1. In einer Schüssel Mehl mit Backpulver, Backpulver, Zimt, Ingwer, Muskatnuss, Öl, Eiweiß, Ghee, Vanilleextrakt, Kürbispüree, Stevia und Zitronensaft gut umrühren und in eine gefettete Kuchenform geben.

2. Geben Sie das Wasser in Ihren Instant-Topf, fügen Sie einen Untersetzer hinzu, fügen Sie eine Kuchenform hinzu, decken Sie es ab und kochen Sie es 30 Minuten lang auf hoher Stufe.

3. Kuchen abkühlen lassen, in Scheiben schneiden und servieren.

genießen!

Ernährung: Kalorien 180, Fett 3, Ballaststoffe 2, Kohlenhydrate 3, Protein 4

Desserteintopf

Vorbereitungszeit: 10 Minuten
Garzeit: 6 Minuten
Portionen: 6
Zutaten:

- 14 Pflaumen, Steine entfernt und halbiert

- 2 Esslöffel Stevia

- 1 Teelöffel Zimtpulver

- ¼ Tasse Wasser

- 2 Esslöffel Pfeilwurzpulver

Richtungen:

1. Geben Sie Pflaumen, Stevia, Zimt, Wasser und Pfeilwurz in Ihren Instant-Topf, decken Sie ihn ab und kochen Sie ihn 6 Minuten lang auf hoher Stufe.
2. In kleine Gläser teilen und kalt servieren.

genießen!

Ernährung: Kalorien 83, Fett 0, Ballaststoffe 1, Kohlenhydrate 2, Protein 2

Leckeres Und Tolles Birnen-Dessert

Vorbereitungszeit: 10 Minuten
Garzeit: 6 Minuten
Portionen: 4
Zutaten:

- 1 Tasse Wasser

- 2 Tassen Birne, geschält und gewürfelt

- 2 Tassen Kokosmilch

- 1 Esslöffel Ghee

- ¼ Tasse brauner Stevia

- ½ Teelöffel Zimtpulver

- 4 Esslöffel Flachsmehl

- ½ Tasse Walnüsse, gehackt

- ½ Tasse Rosinen

Richtungen:

4. In einer hitzebeständigen Schüssel Milch mit Stevia, Ghee, Flachsmehl, Zimt, Rosinen, Birnen und Walnüssen mischen und umrühren.

5. Geben Sie das Wasser in Ihren Instant-Topf, fügen Sie den Dampfkorb hinzu, stellen Sie die hitzebeständige Schüssel hinein, decken Sie sie ab und kochen Sie sie 6 Minuten lang auf hoher Stufe.

6. Teilen Sie dieses großartige Dessert in kleine Tassen und servieren Sie es kalt.

genießen!

Ernährung: Kalorien 162, Fett 3, Ballaststoffe 1, Kohlenhydrate 2, Protein 6

Göttliche Birnen

Vorbereitungszeit: 10 Minuten

Garzeit: 4 Minuten

Portionen: 12

Zutaten:

• 8 Birnen, entkernt und in Viertel geschnitten

• 1 Teelöffel Zimtpulver

• 2 Äpfel, geschält, entkernt und in Viertel geschnitten

• ¼ Tasse natürlicher Apfelsaft

Richtungen:

1. Mischen Sie in Ihrem Instant-Topf Birnen mit Äpfeln, Zimt und Apfelsaft, rühren Sie um, decken Sie sie ab und kochen Sie sie 4 Minuten lang auf hoher Stufe.
2. Mit einem Stabmixer mischen, in kleine Gläser teilen und kalt servieren

genießen!

Ernährung: Kalorien 100, Fett 0, Ballaststoffe 0, Kohlenhydrate 0, Protein 2

Einfaches Und Leckeres Kompott

Vorbereitungszeit: 10 Minuten

Garzeit: 30 Minuten

Portionen: 8

Zutaten:

- ⅓ Tasse Wasser

- 1 Esslöffel Minze, gehackt

- 2 Pfund Rhabarber, gehackt

- 3 Esslöffel Honig

- 1 Pfund Erdbeeren, gehackt

Richtungen:

1. Geben Sie Rhabarber und Wasser in Ihren Instant-Topf, fügen Sie Honig, Minze und Erdbeeren hinzu, rühren Sie den Deckel um und kochen Sie ihn 7 Minuten lang auf hoher Stufe.
2. Schalten Sie den Instant-Topf in den Kochmodus und kochen Sie das Kompott weitere 15 Minuten.
3. kalt servieren.

genießen!

Ernährung: Kalorien 74, Fett 0, Ballaststoffe 0, Kohlenhydrate 1, Protein 2

Einfacher Schuster

Vorbereitungszeit: 10 Minuten
Garzeit: 12 Minuten
Portionen: 4
Zutaten:

- 3 Äpfel, entkernt und in mittlere Stücke geschnitten

- 1 und ½ Tassen heißes Wasser

- 2 Birnen, entkernt und in Stücke geschnitten

- ¼ Tasse Dattelsirup

- 3 Esslöffel Flachsmehl

- 1 Teelöffel Zimtpulver

Richtungen:

3. Geben Sie Äpfel und Birnen in Ihren Instant-Topf, geben Sie heißes Wasser, Dattelsirup, Flachsmehl und Zimt hinzu, rühren Sie ihn um, decken Sie ihn ab und kochen Sie ihn 12 Minuten lang auf hoher Stufe.

4. in Schalen teilen und servieren.

genießen!

Ernährung: Kalorien 143, Fett 3, Ballaststoffe 1, Kohlenhydrate 2, Protein 3

Süßer Blumenkohl-Milchreis

Vorbereitungszeit: 5 Minuten
Garzeit: 14 Minuten
Portionen: 6
Zutaten:
- 1 Esslöffel Ghee

- 7 Unzen Blumenkohl, gereift

- 4 Unzen Wasser

- 16 Unzen Mandelmilch

- 2 Esslöffel Stevia

- 1 Ei
- 1 Esslöffel Kokoscreme

- 1 Teelöffel Vanille

- Zimt nach Geschmack

Richtungen:
1. Stellen Sie Ihren Instant-Topf auf den Sauté-Modus, fügen Sie Ghee hinzu, schmelzen Sie ihn, fügen Sie Blumenkohlreis hinzu und rühren Sie gut um.
2. Wasser, Milch und Stevia hinzufügen, umrühren, abdecken und 8 Minuten auf hoher Stufe kochen lassen.
3. In einer Schüssel Sahne mit Vanille und Eiern mischen und gut umrühren.

4. Gießen Sie etwas Flüssigkeit aus dem Topf in die Eimischung, rühren Sie sie um und geben Sie sie in den Topf.
5. In Schalen teilen, Zimt darüber streuen und servieren.

genießen!

Ernährung: Kalorien 172, Fett 2, Ballaststoffe 2, Kohlenhydrate 3, Protein 6

Gesunde Brokkoli-Beilage

Vorbereitungszeit: 10 Minuten
Garzeit: 7 Minuten
Portionen: 4
Zutaten:

• 8 gehackte Knoblauchzehen

• 2 Esslöffel Olivenöl

• 8 Tassen Brokkoliröschen

• 1 Tasse Wasser

• Schale von 1 Zitrone, gerieben

• ¼ Tasse Petersilie, gehackt

• schwarzer Pfeffer nach Geschmack

Richtungen:

1. Stellen Sie Ihren Instant-Topf auf den Bratmodus, fügen Sie Knoblauch hinzu, rühren Sie um und kochen Sie ihn 1 Minute lang.
2. Brokkoli, Zitronenschale, Wasser und schwarzen Pfeffer hinzufügen, umrühren, abdecken und 6 Minuten auf hoher Stufe kochen lassen.
3. Petersilie hinzufügen, werfen, auf Teller verteilen und als Beilage servieren.

genießen!

Ernährung: Kalorien 120, Fett 1, Ballaststoffe 2, Kohlenhydrate 3, Protein 6

Südliche Beilage

Vorbereitungszeit: 10 Minuten
Garzeit: 12 Minuten
Portionen: 6
Zutaten:

• 1 süße Zwiebel, gehackt

• 3 gehackte Knoblauchzehen

• 2 Esslöffel Olivenöl

• 2 und ½ Pfund Collard Greens, grob gehackt

• eine Prise Meersalz und schwarzer Pfeffer

• 2 Tassen Hühnerbrühe

• 2 Esslöffel Balsamico-Essig

• 1 Esslöffel Stevia

• eine Prise roter Pfeffer, zerkleinert

• ½ Teelöffel geräucherter Paprika

Richtungen:

1. Stellen Sie Ihren Instant-Topf auf den Bratmodus, fügen Sie Öl hinzu, erhitzen Sie ihn, fügen Sie Zwiebeln hinzu, rühren Sie um und kochen Sie ihn 2 Minuten lang.

2. Knoblauch, Brühe, Gemüse, Essig, Salz, Pfeffer, zerkleinerten roten Pfeffer, Stevia und Paprika hinzufügen, umrühren, abdecken und 10 Minuten auf hoher Stufe kochen lassen.

3. Auf Teller verteilen und als Beilage servieren.

genießen!

Ernährung: Kalorien 100, Fett 1, Ballaststoffe 1, Kohlenhydrate 2, Protein 3

Rübenbeilage

Vorbereitungszeit: 10 Minuten

Garzeit: 7 Minuten

Portionen: 4

Zutaten:
- 1 und ½ Pfund kleine Rüben, geschält und halbiert
- 2 Esslöffel Balsamico-Essig
- 2 Teelöffel Orangenschale, gerieben
- 3 Streifen Orangenschale
- 2 Esslöffel Stevia
- ½ Tasse Orangensaft
- 2 gehackte Frühlingszwiebeln
- 2 Teelöffel Senf

Richtungen:
1. Mischen Sie in Ihrem Instant-Topf Rüben mit Orangenschalenstreifen, Essig und Orangensaft, werfen Sie ein wenig, decken Sie sie ab und kochen Sie sie 7 Minuten lang auf hoher Stufe.
2. Rüben in eine Schüssel geben, Orangenschale wegwerfen, Stevia, Senf, geriebene Orangenschale, Frühlingszwiebeln und etwas Kochflüssigkeit aus den Rüben geben, werfen, auf Teller verteilen und als Beilage servieren.

genießen!

Ernährung: Kalorien 152, Fett 2, Ballaststoffe 2, Kohlenhydrate 5, Protein 6

Schöne Maische

Vorbereitungszeit: 10 Minuten
Garzeit: 5 Minuten
Portionen: 4
Zutaten:
- 4 Rüben, geschält und gehackt

- 1 gelbe Zwiebel, gehackt

- ½ Tasse Hühnerbrühe

- eine Prise Meersalz und schwarzer Pfeffer

- ¼ Tasse Kokoscreme

Richtungen:
1. Rüben, Brühe und Zwiebel in den Instant-Topf geben, umrühren, abdecken und 5 Minuten auf hoher Stufe kochen lassen
2. Rüben abtropfen lassen, in eine Schüssel geben, mit einem Stabmixer mischen, mit einer Prise Salz, Pfeffer und Kokoscreme mischen.
3. Nochmals mischen, auf Teller verteilen und als Beilage servieren.

genießen!

Ernährung: Kalorien 100, Fett 2, Ballaststoffe 2, Kohlenhydrate 6, Protein 3

Süßkartoffelbeilage

Vorbereitungszeit: 10 Minuten
Garzeit: 20 Minuten
Portionen: 6
Zutaten:

- 4 Pfund Süßkartoffeln, geschält und in Scheiben geschnitten

- 2 Esslöffel Olivenöl

- 1 Tasse Wasser

- ½ Tasse Orangensaft

- 2 Esslöffel Ahornsirup

- ½ Teelöffel Thymian, getrocknet

- eine Prise Meersalz und schwarzer Pfeffer

- ½ Teelöffel Salbei, getrocknet

Richtungen:

1. Stellen Sie Ihren Instant-Topf auf den Bratmodus, fügen Sie das Öl hinzu, erhitzen Sie es, fügen Sie Süßkartoffelscheiben hinzu und kochen Sie es 4 Minuten lang.

2. In einer Schüssel Orangensaft mit Honig, Thymian, Salbei, einer Prise Salz und schwarzem Pfeffer mischen und gut verquirlen.

3. fügen Sie dies über Kartoffeln hinzu, werfen Sie, um zu beschichten, bedecken Sie und kochen Sie auf Hoch für 16 Minuten.

4. Auf Teller verteilen und als Beilage servieren.

genießen!

Ernährung: Kalorien 130, Fett 3, Ballaststoffe 2, Kohlenhydrate 5, Protein 6

Tolles Brokkoli Gericht

Vorbereitungszeit: 10 Minuten
Garzeit: 12 Minuten
Portionen: 6
Zutaten:

• 31 Unzen Brokkoliröschen

• 1 Tasse Wasser

• 5 Zitronenscheiben

• eine Prise Salz und schwarzen Pfeffer

Richtungen:

1. Geben Sie das Wasser in Ihren Instant-Topf, fügen Sie den Dampfkorb hinzu, fügen Sie Brokkoliröschen und Zitronenscheiben hinzu, würzen Sie mit einer Prise Salz und Pfeffer, decken Sie es ab und kochen Sie es 12 Minuten lang auf hoher Stufe.
2. Auf Teller verteilen und als Beilage servieren.

genießen!

Ernährung: Kalorien 152, Fett 2, Ballaststoffe 1, Kohlenhydrate 2, Protein 3

Tolle Vegetarische Vorspeise

Vorbereitungszeit: 10 Minuten
Garzeit: 30 Minuten
Portionen: 6
Zutaten:

- 1 Sellerie-Bund, grob gehackt

- 3 Esslöffel Olivenöl

- 1 gelbe Zwiebel, gehackt

- 4 gehackte Knoblauchzehen

- 1 Petersilienbündel, gehackt

- 2 Minzsträuße, gehackt

- 1 Bund Frühlingszwiebeln, gehackt

- schwarzer Pfeffer nach Geschmack

- 2 Tassen Wasser

Richtungen:
1. Stellen Sie Ihren Instant-Topf auf den Bratmodus, geben Sie Öl hinzu und erhitzen Sie ihn.
2. Frühlingszwiebeln, Zwiebeln und Knoblauch hinzufügen, umrühren und 4 Minuten anbraten.
3. Sellerie, schwarzen Pfeffer und Wasser hinzufügen, umrühren, Topf abdecken und 6 Minuten auf hoher Stufe kochen lassen
4. Petersilie und Minze hinzufügen, umrühren und weitere 2 Minuten kochen lassen.
5. in Schalen teilen und als Vorspeise dienen.

genießen!

Ernährung: Kalorien 100, Fett 1, Ballaststoffe 2, Kohlenhydrate 2, Protein 6

Leckerer Pilzsnack

Vorbereitungszeit: 10 Minuten
Garzeit: 30 Minuten
Portionen: 4
Zutaten:
- 2 Esslöffel Olivenöl

- ½ Tasse Wasser

- 16 Unzen Babypilze

- schwarzer Pfeffer nach Geschmack

- 3 Esslöffel Zwiebel, getrocknet

- 3 Esslöffel Petersilienflocken

- 1 Teelöffel Knoblauchpulver

Richtungen:
1. Petersilieflocken in einer Schüssel mit Zwiebeln, Pfeffer, Knoblauchpulver, Pilzen und Öl mischen und verrühren.
2. Geben Sie das Wasser in Ihren Instant-Topf, fügen Sie den Dampfkorb hinzu, fügen Sie Pilze hinzu, decken Sie ihn ab und kochen Sie ihn 10 Minuten lang auf hoher Stufe.
3. In kleine Schüsseln teilen und als Snack servieren.

genießen!

Ernährung: Kalorien 98, Fett 2, Ballaststoffe 2, Kohlenhydrate 3, Protein 4

Herzhafte Auberginen Vorspeise

Vorbereitungszeit: 10 Minuten
Garzeit: 12 Minuten
Portionen: 4
Zutaten:

- 4 kleine Auberginen, halbiert und innen herausgeschöpft

- eine Prise schwarzen Pfeffer nach Geschmack

- 3 Esslöffel Olivenöl

- 1 Tasse Wasser

- 1 gelbe Zwiebel, gehackt

- 1 Esslöffel Knoblauch, gehackt

- 2 und ½ Pfund Tomaten, geschält und gerieben

- 1 grüne Paprika, gehackt

- ½ Tasse Blumenkohl, gehackt

- 1 Teelöffel Oregano, gehackt

- ½ Tasse Petersilie, gehackt

Richtungen:

1. Stellen Sie Ihren Instant-Topf auf den Bratmodus, geben Sie Öl hinzu, erhitzen Sie ihn, fügen Sie Zwiebeln hinzu, rühren Sie ihn um und braten Sie ihn 3 Minuten lang an.

2. Paprika, Knoblauch und Blumenkohl hinzufügen, umrühren, weitere 2 Minuten kochen lassen, in eine

Schüssel geben und mit Petersilie, Tomate, Salz, Pfeffer und Oregano mischen, umrühren und Auberginen mit der Gemüsemischung füllen.

3. Geben Sie das Wasser in Ihren Instant-Topf, fügen Sie den Dampfkorb hinzu, stellen Sie gefüllte Auberginen auf, decken Sie sie ab und kochen Sie sie 6 Minuten lang auf hoher Stufe.

4. Ordnen Sie sie auf einer Platte und dienen Sie als Vorspeise.

genießen!

Ernährung: Kalorien 140, Fett 4, Ballaststoffe, 2, Kohlenhydrate 3, Protein 2

Muscheln Und Muscheln Vorspeise

Vorbereitungszeit: 10 Minuten
Garzeit: 15 Minuten
Portionen: 4
Zutaten:
• 2 Chorizo-Links, gehackt

• 15 Muscheln
• 30 Muscheln, geschrubbt

• 10 Unzen Gemüsebrühe

• 1 gelbe Zwiebel, gehackt

• 1 Teelöffel Olivenöl

• 2 Esslöffel Petersilie, gehackt

• Zitronenschnitze

Richtungen:
1.   Geben Sie das Öl in Ihren Instant-Topf, stellen Sie es in den Bratmodus, erhitzen Sie es, fügen Sie Zwiebeln und Chorizo hinzu, rühren Sie es um und kochen Sie es 4 Minuten lang.
2.   Muscheln, Muscheln und Brühe hinzufügen, umrühren, abdecken und 10 Minuten auf hoher Stufe kochen lassen.
3.   Druck ablassen, Petersilie hinzufügen, umrühren, in Schalen teilen und mit Zitronenschnitzen an der Seite servieren.

genießen!

Ernährung: Kalorien 142, Fett 2, Ballaststoffe 2, Kohlenhydrate 3, Protein 6

Mandeln Überraschen

Vorbereitungszeit: 10 Minuten
Garzeit: 10 Minuten
Portionen: 10
Zutaten:

• 3 Esslöffel Zimtpulver

• 3 Esslöffel Stevia

• 4 ½ Tassen Mandeln, roh

• 2 Tassen Wasser

• 2 Teelöffel Vanilleextrakt

Richtungen:

1.   In einer Schüssel 1 Tasse Wasser mit Vanilleextrakt mischen und verquirlen.

2.   In einer anderen Schüssel Zimt mit Stevia mischen und umrühren.

3.   Tauchen Sie Mandeln in Wasser, dann in Zimtmischung und legen Sie sie in eine hitzebeständige Schüssel.

4.   Geben Sie den Rest des Wassers in Ihren Instant-Topf, geben Sie den Dampfkorb hinzu, geben Sie das Gericht hinein, decken Sie es ab und kochen Sie es 10 Minuten lang auf hoher Stufe.

5.   Mandel in eine Schüssel geben und als Snack servieren.

genießen!

Ernährung: Kalorien 100, Fett 3, Ballaststoffe 4, Kohlenhydrate 3, Protein 4

Vorspeise Frikadellen

Vorbereitungszeit: 10 Minuten
Garzeit: 15 Minuten
Portionen: 4
Zutaten:

• 1 und ½ Pfund Rindfleisch, gemahlen

• 1 Ei, verquirlt

• 2 gehackte Knoblauchzehen

• 16 Unzen Tomaten, zerkleinert

• 14 Unzen Tomatenpüree

• ¼ Tasse Petersilie, gehackt

• 1 gelbe Zwiebel, gehackt

• schwarzer Pfeffer nach Geschmack

Richtungen:

1. In einer Schüssel Rindfleisch mit Ei, Petersilie, Knoblauch, schwarzem Pfeffer und Zwiebeln mischen, 16 Fleischbällchen umrühren und formen.
2. Geben Sie Tomatenmark und zerkleinerte Tomaten in Ihren Instant-Topf, fügen Sie Fleischbällchen hinzu, decken Sie sie ab und kochen Sie sie 15 Minuten lang auf hoher Stufe.
3. Ordnen Sie sie auf einer Platte und dienen Sie als Vorspeise.

genießen!

Ernährung: Kalorien 130, Fett 3, Ballaststoffe 2, Kohlenhydrate 6, Protein 6

Garnelen Überraschung

Vorbereitungszeit: 10 Minuten
Garzeit: 4 Minuten
Portionen: 4
Zutaten:

- 1 Pfund Garnelen, gekocht, geschält und entdarmt

- 2 Esslöffel Olivenöl

- 1 gehackte Knoblauchzehe

- ¼ Teelöffel Oregano, getrocknet

- 1 Esslöffel Petersilie, gehackt

- ⅓ Tasse Wasser

- 10 Unzen Tomatenkonserven, gehackt

- ⅓ Tasse Tomatenmark

Richtungen:

1. Stellen Sie Ihren Instant-Topf auf den Bratmodus, geben Sie Öl hinzu, erhitzen Sie ihn, fügen Sie Knoblauch hinzu, rühren Sie ihn um und bräunen Sie ihn 2 Minuten lang an.

2. Garnelen, Tomatenmark, Tomaten, Wasser, Oregano und Petersilie hinzufügen, umrühren, abdecken und 3 Minuten bei hoher Temperatur kochen lassen.

3. Auf Teller verteilen und mit einem Beilagensalat servieren.

genießen!

Ernährung: Kalorien 232, Fett 3, Ballaststoffe 0, Kohlenhydrate 0, Protein 7

Reichhaltiger Kohlsalat

Vorbereitungszeit: 5 Minuten
Garzeit: 5 Minuten
Portionen: 4
Zutaten:

• 2 Tassen Rotkohl, zerkleinert

• ½ Tasse Wasser

• eine Prise Meersalz und schwarzer Pfeffer

• 1 Esslöffel Olivenöl

• ¼ Tasse weiße Zwiebel, gehackt

• 2 Teelöffel Balsamico-Essig

• ½ Teelöffel Ahornsirup

Richtungen:

1. Geben Sie zerkleinerten Kohl und das Wasser in Ihren Instant-Topf, decken Sie ihn ab und kochen Sie ihn 5 Minuten lang auf hoher Stufe.
2. Kohl abtropfen lassen, in eine Salatschüssel geben, Salz, Pfeffer, Zwiebel, Öl, Ahornsirup und Essig hinzufügen, zum Überziehen werfen und sofort servieren.

genießen!

Ernährung: Kalorien 110, Fett 1, Ballaststoffe 2, Kohlenhydrate 4, Protein 1

Hervorragende Gefüllte Tomaten

Vorbereitungszeit: 10 Minuten
Garzeit: 10 Minuten
Portionen: 4
Zutaten:
•4 Tomaten, abgeschnittene Spitzen, herausgeschnittenes und gehacktes Fruchtfleisch

• 1 Esslöffel Ghee

• eine Prise Salz und schwarzen Pfeffer

• 1 gelbe Zwiebel, gehackt

• 2 Esslöffel Sellerie, gehackt

• ½ Tasse Pilze, gehackt

• 1 Esslöffel Flachsmehl

• 1 Tasse Mandelfrischkäse

• ¼ Teelöffel Kümmel

• 1 Esslöffel Petersilie, gehackt

• ½ Tasse Wasser

Richtungen:
1.   Stellen Sie Ihren Instant-Topf auf den Bratmodus, fügen Sie das Ghee hinzu, erhitzen Sie es, fügen Sie Zwiebel und Sellerie hinzu, rühren Sie es um und kochen Sie es 3 Minuten lang.
2.   Tomatenmark und Pilze hinzufügen, umrühren und weitere 1 Minute kochen lassen.

3. Salz, Pfeffer, Flachsmehl, Mandelkäse, Kümmel und Petersilie hinzufügen, umrühren, weitere 4 Minuten kochen und Tomaten mit dieser Mischung füllen.
4. Reinigen Sie Ihren Instant-Topf, fügen Sie das Wasser hinzu, fügen Sie auch den Dampfkorb hinzu, legen Sie Tomaten hinein, decken Sie ihn ab und kochen Sie ihn 2 Minuten lang bei hoher Temperatur.
5. Gefüllte Tomaten auf Teller verteilen und servieren.

genießen!

Ernährung: Kalorien 142, Fett 2, Ballaststoffe 1, Kohlenhydrate 3, Protein 7

Gesunde Makrele

Vorbereitungszeit: 10 Minuten
Garzeit: 6 Minuten
Portionen: 4
Zutaten:
- 8 Schalotten, gehackt

- 1 Teelöffel Garnelenpulver

- 3 gehackte Knoblauchzehen

- 18 Unzen Makrele, ohne Knochen und gehackt

- 1 Teelöffel Kurkumapulver

- 2 Zitronengrasstangen, halbiert

- 1 Esslöffel Chilipaste

- 1 Zoll Ingwer, gerieben

- 4 Unzen Wasser

- 5 Esslöffel Olivenöl

- 6 Laska hinterlässt Stiele

- 1 Esslöffel Stevia

- eine Prise Salz

Richtungen:
1. In einer Küchenmaschine Chilipaste mit Garnelenpulver, Schalotten und Kurkuma mischen und gut mischen.

2. Stellen Sie Ihren Instant-Topf auf den Bratmodus, fügen Sie das Öl hinzu, erhitzen Sie es, fügen Sie die Paste hinzu, die Sie hergestellt haben, Makrele, Zitronengras, Laska- Blätter, Ingwer, Salz und Stevia, rühren Sie und braten Sie für 1 Minute.
3. Wasser hinzufügen, umrühren, abdecken und 5 Minuten auf hoher Stufe kochen
4. Fischmischung auf Teller verteilen und servieren.

genießen!

Ernährung: Kalorien 212, Fett 2, Ballaststoffe 1, Kohlenhydrate 3, Protein 7

Mexikanische Hühnersuppe

Vorbereitungszeit: 10 Minuten
Garzeit: 17 Minuten
Portionen: 4
Zutaten:

- 4 Hähnchenbrustfilets ohne Haut und ohne Knochen

- 2 Esslöffel Olivenöl

- 16 Unzen Paläo- Salsa

- 1 gelbe Zwiebel, gehackt

- 3 gehackte Knoblauchzehen

- 29 Unzen Tomatenkonserven, geschält und gehackt

- 29 Unzen Hühnerbrühe

- eine Prise Meersalz und schwarzer Pfeffer

- 2 Esslöffel Petersilie, gehackt

- 1 Teelöffel Knoblauchpulver

- 1 Esslöffel Zwiebelpulver

- 1 Esslöffel Chilipulver

Richtungen:

1. Stellen Sie Ihren Instant-Topf auf den Bratmodus, fügen Sie Öl hinzu, erhitzen Sie ihn, fügen Sie Zwiebel und Knoblauch hinzu, rühren Sie ihn um und braten Sie ihn 5 Minuten lang an.

2. Hähnchenbrust, Salsa, Tomaten, Brühe, Salz, Pfeffer, Petersilie, Knoblauchpulver, Zwiebel und

Chilipulver hinzufügen, umrühren, abdecken und 8 Minuten bei hoher Temperatur kochen.

3. Hähnchenbrust auf ein Schneidebrett legen, zerkleinern, in den Topf zurückkehren, umrühren und den Topf in den Kochmodus stellen, die Suppe noch 3 Minuten kochen, in Schalen schöpfen und servieren.

genießen!

Ernährung: Kalorien 210, Fett 3, Ballaststoffe 4, Kohlenhydrate 7, Protein 14

Leckerer Fischeintopf

Vorbereitungszeit: 10 Minuten
Garzeit: 10 Minuten
Portionen: 8
Zutaten:
- 14 Unzen Hühnerbrühe

- 4 Süßkartoffeln, gewürfelt

- 3 gehackte Karotten

- 1 gelbe Zwiebel, gehackt

- 2 gehackte Knoblauchzehen

- ¼ Tasse Petersilie, gehackt

- 1 Lorbeerblatt

- ¼ Teelöffel Safranpulver

- 1 Pfund Heilbutt, ohne Knochen und gewürfelt

- 1 rote Paprika, gehackt

Richtungen:
1. Geben Sie die Hühnerbrühe in Ihren Instant-Topf, fügen Sie Süßkartoffeln, Karotten, Zwiebeln, Knoblauch, Safran, Petersilie und Lorbeerblatt hinzu, rühren Sie sie um, decken Sie sie ab und kochen Sie sie 4 Minuten lang auf hoher Stufe
2. Fisch und rote Paprika dazugeben, abdecken und weitere 6 Minuten kochen lassen.

3. Lorbeerblatt wegwerfen, Fischeintopf auf Teller verteilen und servieren.

genießen!

Ernährung: Kalorien 200, Fett 3, Ballaststoffe 1, Kohlenhydrate 5, Protein 6

Minziger Morgen Obstsalat

Zutaten:
¼ Tassen kernlose rote Grapefruit
¼ Tassen kernlose grüne Grapefruit
1 Pflaume in Stücke geschnitten
1 Pfirsich, geschält und in Scheiben geschnitten
¼ Tassen Wasser
2 Minzblätter
½ Esslöffel Limettensaft
½ Esslöffel zerkleinerte Limettenzesten
2 Streifen Limettenschale
Anleitung:
Heizen Sie einen Kochtopf bei mittlerer Hitze vor.
Leeren Sie das Wasser zusammen mit den
Limettenschalenstreifen und die Minzblätter in den
Kochtopf.
Kochen und garen bis die Hälfte der Flüssigkeit
verdampft ist.
Nehmen Sie die Limettenschalen und Minzblätter aus
dem Kochtopf und kühlen Sie die Mischung.
Fügen Sie die zerkleinerte Minze, die Limettenzesten
und den Limettensaft hinzu und rühren Sie gut um.
Vermischen Sie vorsichtig die roten Grapefruits, die
grünen Grapefruits, die Pflaumen und die Pfirsiche in
einer Schüssel.
Leeren Sie die Limetten und Minzsoße über die Früchte
und vermischen Sie es vorsichtig, bis alle Früchte
ummantelt sind.

Servieren Sie sofort oder legen Sie es zuerst in den Kühlschrank.

Grünes und gelbes Gebäck

Zutaten:
2 Paprikas
1 Tasse Spinat, gehackt
4 mittelgroße Eier
¼ Teelöffel Pfeffer
Eine Prise Salz

Anleitung:
Schneiden Sie den Kopf jeder Paprika ab und entfernen Sie die Kerne.
Arrangieren Sie die Paprikas auf einer Backform und backen Sie sie in einem vorgeheizten Ofen bei 250 C für 10 Minuten.
Nehmen Sie die Paprika aus dem Ofen und füllen Sie den Boden gleichmäßig mit gehacktem Spinat.
Schlagen Sie ein Ei in die obere Hälfte jeder Paprika.
Backen Sie es für ungefähr 15 Minuten oder bis das Eiweiß fertig ist.

Apfelmuffins

Zutaten:

4 Eier

1 Tasse Apfelmus

½ Tasse Kokosmehl

2 Esslöffel Zimtpulver

1 Teelöffel Backpulver

1 Teelöffel Vanille Extrakt

¼ Tassen Kokosöl

2 Teelöffel Honig

Anleitung

Heizen Sie den Ofen auf 200 C vor.

Platzieren Sie Apfel und Palmzucker in einen Kochtopf. Rühren Sie alles über niedriger Hitze zusammen, bis alles vermischt ist.

Legen Sie alle Zutaten in eine mittelgroße Schüssel und mixen sie es mit einem Schneebesen.

Fügen Sie Apfelmus hinzu, dann rühren Sie weiter, bis alles gut vermischt ist.

Löffeln Sie den Teig in Papiermuffinschälchen.

Backen bei 200 C für ungefähr 20 Minuten.

Gemüseeintopf

Zutaten:

- 1 Möhre

- ½ Zucchini

- ½ Kartoffel

- ½ Zwiebel

- ½ Knoblauchzehe

- 75 ml Kokosmilch

- 70 ml Tomatenmark

- 2 EL Kokosöl

- Salz und Pfeffer

Zubereitung:

- Zwiebel und Knoblauchzehe jeweils fein würfeln und in einer Pfanne mit Kokosöl andünsten

- Kartoffel und Möhre ebenfalls würfeln und dazugeben

- Zucchini fein schneiden und dazugeben

- Tomatenmark und Kokosmilch dazugeben, würzen und etwa 10 Minuten mit Deckel kochen lassen

- evtl. Wasser dazugeben

- kühlen lassen und sofort servieren

Kokos - Heidelbeer Smoothie

für 1 Person

Zutaten

200 ml fettarme Milch

30 g Kokos-Chips

100 g gefrorene Heidelbeeren

10 g Kokosflocken

2 EL Magerquark

Toppings

Kakaonibs

Blaubeeren

Nüsse

Zubereitung

alle Zutaten zusammen im Mixer mixen.

anschließend in eine Müslischüssel füllen

mit deinen Lieblingstoppings ergänzen

genießen

Tipp:
Statt tiefgefrorener Heidelbeeren kannst du z.b. auch
gut Himbeeren verwenden.

Steinzeitbuletten in Salat

für 2 Personen

Zutaten

350g sehr grob durchgearbeitetes Hackbeef vom Metzger

SalzPfeffer

1 TL gehackte Rosmarinnadeln

1 TL gehackte Thymianblättchen

1,5 EL Öl

2 EL Salatmayonnaise

2 EL saure Sahne (10 % Fett)

1 EL gehackte Petersilie

1 Tomaten

2 Gewürzgurken

0,5 süße Zwiebel

25 g Rucola

2 große Blätter Eisbergsalat

2 Scheiben Cheddar

0,5 Beet Kresse

Zubereitung

Das Hack mit 2 TL Salz, 1 TL Pfeffer, Kräutern und 1 EL Öl verkneten.
Vier Handflächen große Buletten daraus formen

Für die Remoulade Mayonnaise, saure Sahne und Petersilie verrühren. Mit wenig Salz und kräftig mit Pfeffer abschmecken.

Tomaten und Gurken waschen und in Scheiben schneiden.
Zwiebel in sehr feine Ringe schneiden.
Rucolasalat auch waschen und vom Eisbergsalat die Blätter ablösen.
2 Teller mit Rucola und den Salatblättern auslegen.

Buletten im restlichen Öl unter Wenden 10 bis 15 Minuten schön knusprig braten.

Zum Schluss je 1 Scheibe Cheddar darauflegen und anschmelzen lassen. Remoulade auf die 4 Salatblätter verteilen und dann die Buletten oben drauf legen.
Mit Tomate, Gurke und Zwiebelringen belegen. Mit Kresse bestreuen.

fertig!

Gemischte Früchteriegel

Zutaten:
4 Eier
¼ Tassen Honig
2 Esslöffel Kokosöl
1 Teelöffel Vanille Extrakt
½ Tasse Kokosmehl
½ Teelöffel Backpulver
½ Teelöffel Salz
¼ Tasse Apfelmus
½ Tasse gewürfelter Pfirsich
½ Tasse gewürfelter Apfel
½ Tasse gewürfelte Feige
¼ Teelöffel Muskatnusspulver
¼ Teelöffel Ingwerpulver
½ Teelöffel Zimtpulver

Anleitung:
Heize den Ofen auf 200 C vor.
Legen Sie quadratische Form auf dem Backpapier aus.
Mischen Sie in einer Küchenmaschine Eier, Honig, Kokosöl, Apfelmus und Vanille zusammen. Fügen Sie das Kokosmehl, Backpulver, Salz und Gewürze hinzu. Mixen Sie weiter, bis alles vermischt ist.
Mixen Sie die Äpfel und Feigen in einer Schüssel.
Heben Sie die Apfelmixtur unter den Teig.
Geben Sie den Teig in die vorbereitete Form.
30 Minuten backen.

Paleo Brot

Zutaten:

1 Teelöffel Kokosöl

½ Tasse gehacktes Blumenkohl

¼ Tassen gehackte Zwiebeln

1 Tasse frisches Spinat

2 Eier

1 Teelöffel zerbrochener Knoblauch

½ Teelöffel Pfeffer

Eine Prise Salz

Anleitung

Heizen Sie den Ofen auf 200C vor.

Schmelzen Sie das Kokosöl in einem Topf.

Fügen Sie den Blumenkohl, den Knoblauch und die Zwiebeln hinzu und wärmen Sie es für ungefähr 10 Minuten, bis es leicht braun ist.

Schlagen Sie die Eier in eine Schüssel und fügen Sie den Blumenkohl hinzu.

Mischen Sie die restlichen Zutaten ein.

Rühren Sie alles zusammen, bis alles gut verbunden ist.

Formen Sie die Mischung indem Sie ein runden Kekseschneider benutzen, dann arrangieren Sie das auf dem Backblech

Backen Sie es bei 200 C für ungefähr 15 Minuten, oder bis es braun ist

Karotten Kekse mit Chia Samen

Zutaten:
1 Tasse Mandelbutter
1 Tasse zerhackte Karotten
4 Eier
1 Teelöffel Vanille
1 Teelöffel Backpulver
2 Teelöffel Chia Samen

Anleitung:
Heizen Sie den Ofen auf 200 C vor.
Platzieren Sie die Zutaten in einer großen Schüssel und rühren Sie alles gut um.
Tropfen Sie einen Löffel voll Teig auf das ausgelegte Backblech.
Backen Sie 15 Minuten lang bis die Kekse goldbraun sind.

Bananenbrot

Bananen spenden viel Energie und sind ein ideales Frühstück. Außerdem sind sie reich an Kalium, Magnesium, und den Vitaminen C und B. Dazu enthalten sie alle acht essentiellen Aminosäuren.

Bananenbrot ist ein toller Energiespender und weckt müde Geister am Morgen auf. Es eignet sich auch hervorragend als Snack während des Tages oder auf Wanderungen. Walnüsse sind gute Nervennahrung den sie enthalten große Mengen an Omega 3 und Vitamin E. Außerdem liefern sie uns große Mengen an Zink, Calcium, Magnesium und Eisen, senken den Blutdruck und sind gepackt mit Antioxidantien die unseren Körper gegen die freien Radikale schützen.

Zutaten:

- 4 reife, zerdrückte Bananen
- 4 Eier
- 140g Butter
- 75 g Kokosmehl
- 50 g gehackte Walnüsse
- 1 EL Zimt
- 1 TL Backpulver
- 1 TL Vanille
- 1 Prise Salz

Und so wird's gemacht:

Zuerst heizt man den Backofen auf 175° C vor. Die zerdrückten Bananen, die Eier und die Butter gibt man in eine Schüssel und verrührt sie mit einem Handmixer. Anschließend gibt man das Kokosmehl, den Zimt, die Vanille, das Salz und das Backpulver hinzu und vermischt alles so lange bis ein gleichmäßiger Teig entsteht. Diesen gibt man dann in eine Backform die man vorher mit Kokosöl eingefettet hat. Das Ganze kommt dann für 60 Minuten in den Ofen zum Backen.

HÄHNCHENFLEISCH-GARNELENSUPPE

Zubereitungszeit 10 Minuten plus 1 Stunde zum Ziehen

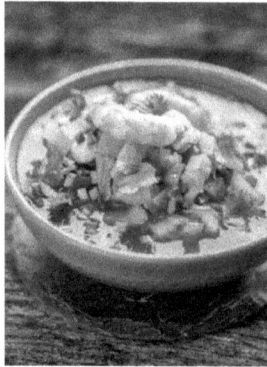

Zutaten

• 1 EL Schweinefett, Schinkenfett oder Olivenöl

• 1/2 Zwiebel, gelben Paprika und Jalapeño

• 1 Stange Sellerie

• 1 Karotte

• 2 Knoblauchzehen

• 2 Tomaten

• 1/4 Blumenkohl

• Schwarzen Pfeffer und Cayennepfeffer Meersalz und Paprikapulver nach Geschmack

- 250 g Hähnchenfleisch

- 250 g Garnelen, geschält

- 2 Frühlingszwiebeln

- frischen Koriander

- 1 l Hühnerbrühe

Zubereitung

Das Fett im Topf auf mittlerer Hitze erhitzen. Zwiebel hacken, Paprika, Jalapeño, Sellerie und Karotte in Stücke schneiden. Das Gemüse im heißen Fett 5 Minuten anschwitzen. Gehackten Knoblauch hinzufügen, noch 1-2 Minuten anschwitzen. Knoblauch darf nicht braun werden! Tomaten klein schneiden, Blumenkohl in der Küchenmaschine reiben, beides hinzufügen. Mit Cayennepfeffer, schwarzem Pfeffer, Paprikapulver und Salz abschmecken. Hähnchenfleisch in Stücke schneiden, 5 Minuten anbraten. Ab und zu umrühren. Hitze reduzieren, Hühnerbrühe zufügen und 20-30 Minuten köcheln lassen. Garnelen, gehackte Frühlingszwiebeln und Koriander zufügen, noch 5-10 Minuten köcheln lassen.

Omelett mit frischen Kräutern

Zutaten für 2 Personen:

☐   8 Eier

☐   eine große Handvoll frischer Kräuter (z. B. Basilikum, Thymian, Petersilie, Schnittlauch)

☐   4 Stück gewürfelte Zehen Knoblauch

☐   3 TL Wasser

☐   1 TL Olivenöl | Salz und Pfeffer

Zubereitung:

1. Geben Sie die Eier, den Knoblauch, die frischen Kräuter, das Wasser und Salz & Pfeffer in eine Schüssel und verrühren Sie alle Zutaten miteinander

2. Erhitzen Sie eine beschichtete Pfanne auf mittlerer Hitze und geben Sie einen EL Öl hinzu.

3. Wenn das Öl erhitzt ist, dann geben Sie 25 Prozent der Eiermischung in die Pfanne.

4. Mit einem Pfannenwender das Omelett leicht in der Pfanne bewegen, sodass ungekochte Bestandteile nach unten laufen und kochen können.

5. Wenn das Omelett an der Oberseite fast durch ist, dann zusammenfalten und die Pfanne verschließen und für circa einer weitere Minute bei zugedeckter Pfanne kochen lassen.

6. Danach das Omelett aus der Pfanne nehmen und die Schritte 3-5 mit dem Rest der Eiermischung wiederholen.

Körnerbrot a la Jäger und Sammler

Zutaten für einen Laib Körnerbrot:
150 g Sonnenblumenkerne

70 g Kürbiskerne

60 g Sesamsamen

4 Eier

2 EL Leinsamenmehl

2 EL Ghee

1 EL Tahini

2 TL Backpulver

1 TL gemahlene Vanille

1 Prise Salz

Nährwertangaben gesamt:
Kalorien: 2138,3 kcal

Kohlenhydrate: 40,7 g

Eiweiß: 87,7 g

Fett: 173,3 g

Zubereitung:

Zwei Drittel der Sonnenblumen- und Kürbiskerne mit einem Mixer oder Stabmixer zu feinem Mehl weiterverarbeiten. Die Körner sollten dafür vollkommen trocken sein, um ein Verklumpen der

Mehlmischung zu vermeiden. Zur Mehlmischung, bis auf eine kleine Restmenge zur Dekoration, die verbleibenden Sonnenblumen- und Kürbiskerne hinzufügen.

Zu dieser Mischung die Sesamsamen, sowie das Leinsamenmehl hinzufügen. Die Mischung kurz vermengen und im Anschluss alle weiteren Zutaten hinzufügen und alles zu einem Brotteig kneten.

Eine eingefettete Backform bereitstellen und den Brotteig gleichmäßig in dieser verteilen. Die verbleibenden Sonnenblumen- und Kürbiskerne auf der Teigoberfläche verteilen und bei Bedarf mit den Fingerspitzen sanft eindrücken.

Im auf 180° C vorgeheiztem Backofen das Brot für ungefähr 40 Minuten ausbacken. Mit Marmeladen garniert ist das Körnerbrot auch ein leckerer Pausensnack für die Kinder.

Shishito Paprika

Für 2 Personen

Zutaten:

20 Shishito-Paprika

1 Esslöffel Kokosöl

Meersalz

Zubereitung:

1 Kokosöl in Bratpfanne auf mittlerer Stufe erhitzen .

2 Paprika hinzufügen und für 10 Minuten braten, bis sie mit Blasen bedeckt sind.

3 Wenn die Paprika fertig sind, dann von der Pfanne auf einen Teller geben.

4 Mit Meersalz bestreuen.

Paleo Bananenbrot

Inhaltsstoffe

- Bananen (zerdrückt) - 3

- Eier - 3

- Ahornsirup - ¼ Tasse

- Mandelbutter - ½ Tasse

- Kokosmehl - ¼ Tasse

- Vanilleextrakt - 1 Teelöffel

- Backpulver - ½ Teelöffel

- Backpulver - ½ Teelöffel

- Zimt - 1 Teelöffel

- Salz - nur eine Prise

Für das Topping

- Butter oder Kokosöl - 4 Esslöffel

- Kokoszucker - 2 Esslöffel

- Mandelmehl - 2 Esslöffel

- Zimt - 1 Teelöffel

- Pekannüsse - ¼ Becher

Anweisungen

1. Zuerst den Ofen auf 180 Grad (Umluft) vorheizen und eine Auflaufform (ca. 8,5 x 4,5 Zoll) mit Öl

einfetten. Die Mitte der Schale wird mit Pergamentpapier ausgelegt.

2. Für den Teig werden Bananen, Ahornsirup, Vanille, Eier und Mandelbutter in einer grossen Schale gemischt. Dann Kokosmehl, Backpulver, Natron, Salz und Zimt hinzufügen. Alle Zutaten miteinander vermischen.

3. Den Teig in die Auflaufform geben.

4. Nimm für das Topping eine kleine Schüssel und füge Butter, Mandelmehl, Kokoszucker, Pekannüsse und Zimt hinzu. Alle diese Zutaten vermengen.

5. Das Topping aus der kleinen Schüssel nehmen und über den Teig in der Auflaufform streuen und ca. 50 Minuten backen.

6. Lass das Brot zwischen 5 und 10 Minuten abkühlen, bevor du mit dem Schneiden und Servieren beginnst.

Cajun Hühnchensalat mit gerösteten Walnüssen

Für 2 Personen

Zutaten:

1 Hähnchenbrust, in Scheiben geschnitten
1 EL Cajun-Gewürz
3 Handvoll Rucola
1 roter Apfel, geschält, entkernt und in Scheiben geschnitten
Saft einer ½ Zitrone
1 TL Honig
2 EL Weißweinessig
1 EL Olivenöl
¼ Tasse Walnüsse, grob gehackt

Zubereitung:

Backofen auf 180 Grad vorheizen. Backblech mit Backpapier auslegen. Die in Scheiben geschnittene Hühnerbrust in eine Schüssel geben und in Cajun-Gewürz wälzen bis alles bedeckt ist. Hühnerbrustscheiben auf das Backblech legen. Backblech in den Ofen schieben und das Huhn für 15 Minuten backen (bzw. bis das Huhn gar ist). Beiseite stellen und abkühlen lassen.

Rucola, Apfelscheiben, Zitronensaft, Honig und Weißweinessig in eine Schüssel geben und vermengen.

Olivenöl in Pfanne auf niedriger bis mittlerer Hitze erwärmen. Walnüsse hinzufügen und für 2-3 Minuten rösten, bis sie leicht goldbraun sind. Regelmäßig umrühren.

Den Rucola-Apfel-Salat auf einem Teller platzieren, das Cajun-Hühnchen darauf legen und mit gerösteten Walnüssen garnieren.

Guten Appetit!

Brokkoli-Curry

Zutaten:

500 g Brokkoli

300 g Karotten

Etwas Kürbiskerne

2 EL Mandelmus

2 EL Apfelessig

1 EL Honig

1 EL Currypulver

80 ml Kokosmilch

2 EL Olivenöl

Salz

Zubereitung:

Die Röschen des Brokkoli ablösen und in Salzwasser ca. 5 Minuten kochen, so dass er noch bissfest ist. (du kannst in das Kochwasser etwas Backpulver geben, so bleibt das satte Grün des Brokkoli erhalten) Abschrecken und in eine Schale geben. Die Karotten schälen und in feine Streifen schneiden. Zum Brokkoli geben. Das Mandelmus, den Essig, den Honig und das Currypulver mit der Kokosmilch und dem Olivenöl zu einer Soße mischen und über das Brokkoli/Karottengemisch geben. Alles gut mischen und kurz ziehen lassen. Mit Kürbiskernen garnieren und servieren.

Du magst keinen Rosenkohl? Wenn du diese Variante einmal versucht hast, wirst du ihn lieben – ich bin mir sicher!

CHINAKOHL-WRAP MIT RADIESCHEN

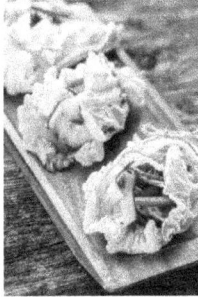

Zubereitungszeit 5-10 Minuten

Zutaten

- 8 große Blätter Chinakohl

- 4 Radieschen

- 1 Paprika

- 1 Salatgurke

- Pfeffer

- gehackten Dill, Petersilie oder Basilikum

Zubereitung

Radieschen in Scheiben, Paprika und Gurke in Streifen schneiden. In jeden Chinakohl-Blatt Radieschen, Paprika, Gurke und Kräuter drehen. Mit Pfeffer abschmecken.

Gebackener Lachs auf Pergamentgemüse

Zutaten 2 Portionen:
- ☐   2 Stücke Lachsfilet
- ☐   2 Zucchini
- ☐   ¼ rote Zwiebel
- ☐   1 EL gehackter Dill
- ☐   2 Scheiben Limone
- ☐   1 EL Saft einer Limone
- ☐   etwas Olivenöl
- ☐   Salz & Pfeffer

Zubereitung:
1. Den Ofen auf 180 Grad vorheizen
2. Die Zucchini der Länge nach schneiden
3. Die Zwiebel in dünne Ringe schneiden
4. Zwei große Stücke Backpapier so falten, dass diese einen Hut bilden und nach oben geöffnet sind.
5. Legen Sie in jede der beiden Backpapierhüte die Hälfte der folgenden Zutaten: Zucchini, Zwiebel, Dill, Limonenscheibe. Mit Olivenöl beträufeln und mit Salz & Pfeffer würzen.
6. Falten Sie die Hüte oben zusammen, sodass diese geschlossen sind, in einer Art Halbmondform.
7. Verknoten Sie das Backpapier.

8. Geben Sie die beiden Portionen für circa 20 Minuten in den Ofen.

Rucola Salat mit Wassermelone und Nüssen

Rein geschmacklich ist der Rucola Salat ein echtes Highlight unter den Paleo Salaten. Ein fruchtiger und nussiger Geschmack mit den Aromen des Rucola Salates wird hier erzielt. Geeignet für 4 Personen und besonders zu empfehlen für Familien mit Kindern, die sich eine leckere und gesunde Ernährung wünschen.

Zutaten:

1 Stück Wassermelone (max. 15 cm Durchmesser)

4 Handvoll Rucola Salat

1 Handvoll Walnüsse

2 EL Balsamico Essig

2 EL Sonnenblumenöl

3 Prisen Salz

2 Prisen Pfeffer

Nährwertangaben gesamt:
Kalorien: 794,5 kcal

Kohlenhydrate: 41,9 g

Eiweiß: 14,3 g

Fett: 60,7 g

Zubereitung:

Sie können die Wassermelone mit einem Melonenschäler oder einem Löffel aushöhlen, oder sie in möglichst gleiche Würfel schneiden. Waschen Sie nun den Rucola Salat und geben ihn zusammen mit den Melonen-Stückchen in eine Schüssel. Brechen Sie nach Belieben ein paar Walnüsse in kleine Stückchen und geben diese in den Salat.

In einer kleinen Schale vermischen Sie die Balsamico Creme, das Öl und die Gewürze miteinander. Das so zubereitete Dressing vermengen Sie einfach abschließend mit dem Salat.

Würzige Tarowurzel Chips

Für 4 Personen

Zutaten:

1-2 große Taro Wurzeln, dünn geschnitten

2 Esslöffel Kokosöl

3 Esslöffel – Gewürze (zu gleichen Teilen Cayenne, Paprika und Chilli)

Meersalz und Pfeffer nach ihrer Wahl

Zubereitung:

1 Wurzel schälen und mit Gemüsehobel in Scheiben schneiden. Diese in eine Schüssel geben .

2 Scheiben in geschmolzenes Kokosöl und Gewürzen geben und mischen .

3 Scheiben auf Alufolie/Backpapier in den Backofen geben.

4 Im auf 160 Grad vorgeheizten Backofen backen, bis die Scheiben braun und knusprig sind .

5 Währenddessen ab und zu im Backofen umdrehen .

6 Wenn die Ränder sich nach oben drehen, Blech aus dem Ofen nehmen und zur Seite stellen .

7 Auf einem Gitter abkühlen lassen.

Mini Paleo Pizza

Inhaltsstoffe

- Weidenrinderfilet (gemahlen) - 1 Pfund

- Ei - 1

- Bio-Tomatenmark (ohne Salz) - 4 Esslöffel

- Italienische Gewürze - 1 Teelöffel

- Natives Olivenöl extra - 1 bis 2 Esslöffel

- Grobes Salz - ½ Teelöfel

- Schwarzer Pfeffer - nach Belieben

- Beläge: Urmozzarella, geschnittene Peperoni, frische Oliven (geschnitten), geschnittene Paprikaschoten und andere Zutaten nach Wahl

Anweisungen

1. Zuerst den Ofen auf 220 Grad (Umluft) vorheizen.

2. Rindfleisch, Ei, 1 Teelöffel italienische Gewürze und Salz vermengen. Rühre, bis eine einheitliche Mischung entsteht.

3. Verwende einen Glasdeckel oder eine Keksform, um aus der Fleischmischung die Plätzchen zu formen.

4. Die Plätzchen abgedeckt für ca. 8 Minuten im Ofen backen.

5. Tomatenmark und Olivenöl in eine kleinere Schüssel geben und mit dem schwarzen Pfeffer und einer

Prise des italienischen Gewürzes vermengen. Stelle die Schale zur Seite.

6. Die Pfanne aus dem Ofen nehmen, die Oberseite der Plätzchen mit Papiertüchern abtupfen, um das überschüssige Fett zu entfernen. Danach die Tomatenmischung aus der Schüssel nehmen und zusammen mit weiteren Zutaten nach Wahl auf den Plätzchen verteilen und die Pfanne wieder in den Ofen stellen. Noch 5 Minuten weiter backen.

7. Jetzt können die Pizzen serviert werden.

Gegrillter Fisch in Kümmel-Marinade mit Salsa

Für 2 Personen

Zutaten:

2 große Fischfilets (z.B. Pangasius)
1 Knoblauchzehe, fein gerieben
1 TL gemahlener Kreuzkümmel
1/3 Tasse Olivenöl
1/3 Tasse Zitronensaft

Zutaten für die Salsa:

1 Tasse Kirschtomaten, halbiert
1 rote Paprika, gewürfelt
1 Bund Petersilie, grob gehackt
1 Avocado, gewürfelt
1TL Olivenöl
2 TL Apfelessig

Zubereitung:

Knoblauch, Kümmel, Olivenöl und Zitronensaft in einer Schüssel miteinander vermengen. Fisch in die Marinade hineingeben und gut damit bedecken.

Schüssel abdecken und im Kühlschrank für 30 Minuten ziehen lassen.

Grill auf mittlere Hitze vorheizen.

Den marinierten Fisch für 3-4 Minuten auf jeder Seite grillen.

Für die Salsa alle Salsa-Zutaten in eine Schüssel geben und gut miteinander vermengen.

Salsa auf einen Teller geben und die Fischfilets darauf platzieren.

Guten Appetit!

BABA GHANOUSH

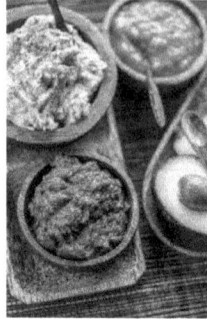

Zubereitungszeit 35 Minuten

Zutaten

- 3 kleine oder 1 große Aubergine
- 2 EL Tahini
- 2 TL gehackten Knoblauch
- 1/2 TL Kurkuma
- 1/2 TL Meersalz
- 1/4 TL frisch gemahlenen schwarzen Pfeffer
- 1 EL Olivenöl

Zubereitung
Den Backofen auf 200 Grad vorheizen. Mit der Gabel in die Auberginen ein paar Löcher stechen, etwas Olivenöl draufgießen. Die Auberginen etwa 30 Minuten im Ofen

rösten, dabei alle 10 Minuten wenden. Auskühlen lassen. Pellen, in der Küchenmaschine glatt pürieren. Knoblauch, Tahini, Kurkuma, Salz und Pfeffer zufügen, noch mal pürieren. Etwas Olivenöl einmischen. Wenn Du eine cremige Soße haben wirst, kannst Du auch etwas Kokosmilch zufügen.

Leckere & schnelle Grünkohlchips

Zutaten:

☐   Ein Kopf Grünkohl

☐   2 EL Olivenöl

☐   **Salz**

Zubereitung:

1. Heizen Sie den Ofen auf 160 Grad vor.

2. Putzen und waschen die den Grünkohl und entfernen Sie die Blätter vom Stängel

3. Geben Sie die Kohlblätter in einer Schüssel und vermischen Sie diese gut mit dem Olivenöl.

4. Legen Sie nun die Blätter auf ein oder zwei Backbleche und geben Sie den Kohl für 15 Minuten in den Ofen.

Gulaschsuppe – Der Klassiker

Zutaten für 4 Personen:

500 g Rindergulasch

250 ml passierte Tomaten

200 ml Wasser

3 Möhren

2 Zwiebeln

2 Knoblauchzehen

4 EL Ghee

1 EL Paprika edelsüß

1 TL Kräuter nach Belieben

Pfeffer und Salz zum Würzen

Nährwertangaben gesamt:
Kalorien: 1357,7 kcal

Kohlenhydrate: 77,5 g

Eiweiß: 110,3 g

Fett: 63,2 g

Zubereitung:

Die Zwiebeln und Knoblauchzehen würfeln. Die Möhren nach dem eigenen Geschmack entweder in Scheiben, oder feine Würfel schneiden.

Danach einen Topf auf den Herd stellen und darin das Ghee schmelzen lassen, und das Rindergulasch gemeinsam mit Zwiebeln und Knoblauch anbraten.

Im nächsten Schritt die Möhren beifügen und für kurze Zeit mitanbraten.

Danach die passierten Tomaten und das Wasser auf der Gemüse-Fleischmischung verteilen und mit den Kräutern und Gewürzen im Aroma nach Belieben abrunden.

Anschließend die Hitzezufuhr reduzieren und für 3 Stunden bei geringer Hitzezufuhr im Topf schmoren lassen. Serviert werden kann die Suppe sofort, sie eignet sich jedoch auch dafür am nächsten Tag noch einmal aufgewärmt zu werden, oder in größeren Mengen gekocht und in kleinen Portionen im Tiefkühlschrank auf den Hunger auf Gulaschsuppe zu warten.

Baba Ghanoush

Für 3-6 Personen

Zutaten:

1 Aubergine

1/4 Tasse Tahini

1 Zitrone

2 Esslöffel Olivenöl

Meersalz und Pfeffer nach ihrer Wahl

Zubereitung:

1 Aubergine von allen Seiten mit einer Gabel einstechen, damit diese nicht explodiert und auf ein Backblech geben .

2 Aubergine bei 200 Grad für 30 Minuten backen .

3 Aubergine in eine große Schale kaltes Wasser geben, für 5 Minuten.

4 Aubergine schälen .

5 Aubergine in große Stücke schneiden .

6 Die Zutaten Tahini, Zitrone, Meersalz, Pfeffer und Oliven Öl in einem schnellen Mixer geben.

7 Die Zutaten Mixen bis sie gut vermischt sind.

Aprikosen- und Lavendel-Energiebälle

Inhaltsstoffe

- Mandelmehl - 0,44 Pfund (200 Gramm)

- Aprikosen (getrocknet, gehackt) - 13

- Vanilleextrakt - ½ Teelöffel

- Kokosöl - 3 Esslöffel

- Mandeln (gehackt) - ¼ Tasse

- Wasser - 2 Esslöffel

- Lavendelblüten (violette Blütenblätter gehackt) - 3 Blüten = 1 Esslöffel

- Getrocknete Kokosnuss - 2 Esslöffel + mehr zum Bestreuen

Anweisungen

1. Mandelmehl, Kokosnussöl, Vanille und Lavendelblätter in einer Küchenmaschine oder einem Handmixer vermengen. Eine krümelige Masse entsteht.

2. Füge dann die gehackten Aprikosen und Mandeln zu den anderen Zutaten hinzu und mische alles mit den Händen. 2 Esslöffel Wasser hinzufügen und weiter mischen, bis die Mischung leicht feucht und klebrig wird. Versuche einen Ball zu formen. Wenn dies gelingt ist die Masse fertig, ansonsten muss sie weiter vermengt werden.

3. Wenn die Mischung fertig ist, etwas getrockneten Kokosnuss auf ein Schneidebrett legen, um die Kugeln darin zu rollen, bis diese vollständig bedeckt ist.

4. Die Bälle eine Stunde lang kühl stellen und servieren. Mit diesem Rezept erhältst du ca. 12 Kugeln.

Fazit

Ich möchte dir nochmals danken, dass du mein Buch erworben hast. Hoffentlich hat dich das Buch inspiriert, mit dem Paleo-Lebensstil zu beginnen.

Wie man im ganzen Buch sehen konnte, sind die Paleo-Mahlzeiten lecker und gesund zugleich. Mit Paleo kannst du köstliche Mahlzeiten zu dir nehmen und deine allgemeine Gesundheit ständig verbessern. Die Rezepte in diesem Buch sind einfach und schnell zuzubereiten.

Denk daran, dass Paleo nicht nur eine Diät, sondern ein Lebensstil ist, der deine allgemeine Gesundheit und dein Wohlbefinden stärkt. Diese Lebensweise bietet dir das gesunde und glückliche Leben, das du verdienst! Beginne jetzt mit der Paleo-Diät. Schon nach einem Monat wirst du dich nicht nur besser fühlen auch wird sich die Lebensweise positiv auf deine körperliche Leistung auswirken.

Ich wünsche dir viel Erfolg beim Umsetzen der Paleo-Lebensweise.

Salat mit Basilikum und Huhn

Zutaten für 2 Portionen:

☐   2 Hühnerbrüste

☐   2 Hände voll Basilikum

☐   1 große oder 2 kleine Avocados (Ohne Haut und Kern)

☐   2 EL Olivenöl |1 EL Salz

☐   1/8 EL Pfeffer

Zubereitung:

1. Schneiden Sie die Hühnerbrüste in kleine Stücke und legen Sie diese in eine Schüssel.

2. Mixen Sie Basilikum, Avocado, Olivenöl, Salz und Pfeffer in einer Küchenmaschine zu einer gleichmäßigen, glatten Masse. Sollten Sie keine Küchenmaschine haben, können Sie auch mit der Hand oder dem Mixer zu einer gleichmäßigen, glatten Masse.

3. Geben Sie die Masse zu den Hühnerbrüsten und vermischen Sie beides gut miteinander.

Spargelauflauf

Zutaten für 4 Personen:
12 Stangen weißer Spargel

12 Scheiben Parmaschinken

500 g frischer Blattspinat

3 Tomaten

2 Eigelbe

50 g Butter

Salz, Muskat und Pfeffer zum Würzen

Nährwertangaben gesamt:
Kalorien: 768,0 kcal

Kohlenhydrate: 12,9 g

Eiweiß: 40,7 g

Fett: 58,9 g

Zubereitung:
Einen Topf mit Wasser aufsetzen und in der Zwischenzeit den geschälten Spargel für etwa 6 Minuten vorkochen.

Den Spinat waschen und mit einem großen Messer grob zerkleinern. Als nächsten Schritt die Butter in einem Topf schmelzen und die Tomate würfeln.

Nun eine Auflaufform einfetten und als erste Schicht mit der Hälfte des Spinats auslegen. Als nächste Lage die Schinkenscheiben dünn nebeneinander auf den Spinat legen und mit der zweiten Hälfte des Spinats bedecken.

Als nächsten Schritt den Spargel in die Auflaufform geben. Nun die gewürfelte Tomate mit den Eigelben vermischen, und mit den Gewürzen nach Belieben im Geschmack abrunden und in der Auflaufform verteilen.

Die Auflaufform nun in den auf 180° C vorgeheizten Backofen stellen und für 15 Minuten garen lassen. Danach noch möglichst heiß auf vier Tellern verteilen und schnell servieren.

Jicama Paprika Karotte-Krautsalat

Für 6 Personen

Zutaten:

4 Möhren, geschält und in Streifen

1 große Jicama, geschält und in Sticks geschnitten

1 rote Paprika, geschnitten

1 gelbe Paprika, geschnitten

1/2 Kopf Rotkohl, entkernt und dünn geschnitten

1 Tasse Koriander, geschnitten

Zubereitung:

1 Das ganze Gemüse schneiden und in eine Schüssel geben.

2 In einer zweiten Schüssel die Zutaten das Dressing vermengen.

3 Zum Servieren das Dressing über den Salat geben und gut umrühren.

Zutaten für Dressing:

6 Esslöffel Olivenöl

1 Esslöffel Naturhonig

1 Limette

2 Knoblauchzehen, geschnitten

1 Esslöffel frischer Ingwer, geschnitten

1 Teelöffel Kümmel

1/4 Teelöffel Cayenne Pfeffer

1/2 Teelöffel Meersalz

1/4 Teelöffel schwarzer Pfeffer

SCHLAGSAHNE AUS KOKOSMILCH

Zubereitungszeit 5 Minuten plus 2 Stunden zum Abkühlen

Zutaten

- 1 Glas (400 ml) Kokosmilch

- bei Wunsch Vanille-Extrakt

- 1/8 TL Zimt oder geriebenen Muskatnuss

- nach Belieben Honig oder Ahornsirup

Zubereitung

Die Dose darf man nicht schütteln! Kokosmilch für 2 Stunden, aber besser über Nacht in den Kühlschrank stellen. Dose öffnen, vorsichtig die dicke Creme von obendrauf ablöffeln. Die Flüssigkeit austrinken oder in Smoothies benutzen. Nach Belieben abschmecken und versüßen. Mit dem Handmixer steif schlagen. Kokosschlagsahne schmilzt schon auf niedrigen Temperaturen und verliert bei Zimmertemperatur schnell den Form. Deswegen direkt vor dem Servieren zubereiten.

Grüner Bohnensalat

Zutaten:

☐   250 Gramm grüne Bohnen

☐   ½ rote Zwiebel

☐   3 EL Olivenöl

☐   2 EL Balsamicoessig

☐   1/3 Tasse gehackte Walnüsse

☐   Salz & Pfeffer

☐   große Schüssel Eiswasser

Zubereitung:

1. Bringen die einen Topf mit Salzwasser zum kochen

2. Putzen Sie die Bohnen und schneiden Sie diese in ca. 3 cm lange Stücke

3. Schälen und schneiden Sie die Zwiebel in kleine Würfel

4. Geben Sie die Bohnen in das heiße Wasser und lassen Sie diese für 2 bis 3 Minuten blanchieren

5. Schrecken Sie die Bohnen im Eiswasser ab und tropfen Sie diese ab

6. Geben Sie die Bohnen in eine große Schüssel und geben Sie das Olivenöl, die Zwiebel, den Essig und den Pfeffer hinzu und mischen Sie alles gut durch.

7. Zum Schluss garnieren Sie den Salat mit den Walnüssen

Schaschlik aus dem Ofen

Ein sehr leckeres Schaschlik, einfach zuzubereiten. Gemeinsam mit Currysauce ist der Ofen Schaschlik ein Highlight in der Paleo Ernährung.

Zutaten für 2 Personen:
250 g Schweinenacken

100 g durchwachsener Speck

1 gelbe Paprika

1 rote Zwiebel

1 EL Sonnenblumenöl

150 ml passierte Tomaten

250 ml Curry Taste Sauce

75 ml Gemüsebrühe

Salz, Pfeffer

1 TL getrockneter Thymian

Nährwertangaben gesamt:
Kalorien: 853,8 kcal

Kohlenhydrate: 18,5 g

Eiweiß: 78,5 g

Fett: 49,1 g

Zubereitung:

Heizen Sie den Ofen mit Ober- und Unterhitze auf 180 Grad vor.

Schneiden Sie den Speck und den Schweinenacken in grobe Würfel. Die Zwiebeln können Sie in Spalten schneiden, die Paprika putzen und in Stückchen schneiden. Achten Sie beim Schneiden von Paprika und Zwiebeln darauf, dass Sie von der Größe her gut auf den Spieß bzw. vor und hinter das Fleisch passen.

Stecken Sie nun Fleisch, Paprika, und Speck der Reihe nach immer abwechselnd auf den Spieß. Insgesamt sollten Sie auf diese Weise ca. 4 Spieße vorbereiten.

Erhitzen Sie das Öl in einer Pfanne und braten die Spieße von allen Seiten an.

Währenddessen lassen Sie die Tomaten, Curry Taste Sauce, Brühe und Thymian in einem Topf aufkochen und würzen sie mit Salz und Pfeffer.

Die Spieße können Sie nun mit der Sauce aus dem Topf in eine Auflaufform geben. Diese schieben Sie für 25 Minuten in den vorgeheizten Backofen.

Karotten Tassen

Für 4 Personen

Zutaten:

4 große Möhren oder 500g

4 Esslöffel Cashew Nüsse (zerhackt)

1 Teelöffel Dijon Senf

1 Teelöffel Dijon Senf

3 Esslöffel Paleo Mayonnaise

2 Teelöffel Olivenöl

2 Teelöffel Zitronensaft

4 Nori Blätter

8 grüne Salatblätter

Zubereitung:

1 Möhren schälen und in sehr feine Streifen schneiden.

2 In einer Schüssel Senf, Honig, Mayonnaise, Olivenöl, Zitronensaft, Salz und Pfeffer gut durchmischen .

3 Möhren und Nüsse hinzugeben und mischen.

4   Nori Blätter auf Rollmatte geben und 2 Salatblätter drauflegen. ¼ des Möhrensalat auf die Blätter geben und einrollen. 4 Rollen auf diese Art erstellen.

5   Jede Rolle in 3-4 Teile schneiden und servieren.

WOK AUS MEERESFRÜCHTEN

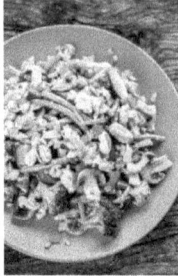

Zubereitungszeit 45 Minuten

Zutaten

• 500 g unterschiedliche Meeresfrüchte (z. B. Fisch, Garnelen, Jacobsmuscheln)

• 2 Paprika

• 1 Zwiebel

• 1/2 Brokkoli

• 4 Karotten

• 200 g Prinzessbohnen

• 200 g Champignons

• 3 EL Zitronen- oder Limettensaft

• 4 Knoblauchzehen

• 1 EL frischen Ingwer

- 4 Stangen Zwiebelgrün

- 4 EL Öl mit hoher Hitzeverträglichkeit (Z. B. Avokadoöl)

- 1 EL Sesamöl

Zubereitung
Meeresfrüchte mit Zitronensaft mischen und 10-15 Minuten stehen lassen.

In einem kleinen Schüssel zerdrückten Knoblauch, geriebenen Ingwer, gehackte grüne Zwiebel, 2 EL Öl und Sesamöl mischen. Paprika und Karotte in Streifen, Zwiebel und Champignons in dünne Scheiben schneiden. Öl auf einer großen Pfanne oder Wok erhitzen. Meeresfrüchte portionsweise anbräunen. Tu nicht zu viele auf einmal auf die Pfanne, sonst werden sie statt Bräunen dünsten. Lege gebräunte Meeresfrüchte in eine Schüssel und bedecke es mit einem Teller. Gemüse in kleinen Portionen erhitzen. Bei Bedarf Öl zufügen. Jede fertige Portion in die Schüssel zu den anderen Zutaten fügen. Wenn alle Meeresfrüchte und Gemüse gar sind, dann Knoblauch-Ingwermischung auf die Pfanne gießen, erhitzen. Alles zurück auf die Pfanne tun, beim Rühren erhitzen.

Schweinefleisch auf roter Beete

Zutaten:
- ☐ 2 Schalotten
- ☐ 200 g gegarte Rote Bete
- ☐ 2 El Öl
- ☐ 6 Schweinemedaillons (à 50 g)
- ☐ Salz Pfeffer
- ☐ 1 El Kapern

Zubereitung:
1. Schneiden Sie die Rote Beete in dünne Ringe und danach in 1 cm kleine Würfel
2. Geben Sie 2 EL Öl in eine Pfanne
3. Salzen und pfeffern Sie die Medaillons und braten Sie diese von jeder Seite ca. 2-3 Minuten an
4. Geben Sie die Medaillons auf einen Ofenfesten Teller oder ein Backblech und lassen Sie diese bei 170 Grad 10 Minuten weiter garen
5. Braten Sie die Schalotten im Bratfett an
6. Mit Salz und Pfeffer abschmecken
7. Geben Sie nun das Fleisch und die restlichen Zutaten zu

Wurst Gefüllte Datteln

Für 4 Personen

Zutaten:

12 Datteln

500g italienische Wurst ohne Nitrate

12 Speckstreifen ohne Nitrate

Zubereitung:

1 Ofen auf 190 Grad vorheizen.

2 Mit einem Messer einen Schlitz in die Datteln schneiden und die Samen entfernen .

3 2 Esslöffel der Wurst pro Dattel nehmen und eine Kugel formen und in die Dattel stopfen.

4 Gefüllte Datteln mit Speck einrollend.

5 Auf Backpapier für 35-40 Minuten backen .

LACHSSTEAK

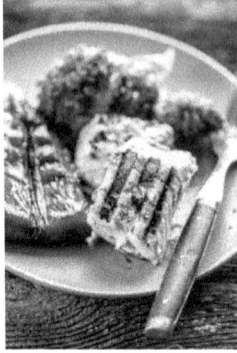

Zubereitungszeit 10 Minuten plus 2 Stunden zum Ziehen

Zutaten

- 4 x 200 g Lachssteaks mit Haut

- 2 Knoblauchzehen

- 100 ml Zitronensaft

- 100 ml Orangensaft

- eine kleine Handvoll Dill

- 1 EL Olivenöl

- 50 ml Limettensaft

- nach Belieben Pfeffer und Meersalz

Zubereitung

Dill fein hacken, Knoblauch zerdrücken. In der Schüssel Dill, Knoblauch, Olivenöl, Limetten-, Zitronen- und Orangensaft mischen, mit Salz und Pfeffer abschmecken. Lachssteaks in eine flache Schüssel (nicht aus Metall!) legen, mit Marinade übergießen. Mit Frischhalte-Folie abdecken und für zwei Stunden in den Kühlschrank stellen. Lachssteaks mit der Hautseite nach unten auf die Pfanne legen. Von beiden Seiten 3 Minuten (oder bis die Haut knusprig ist) braten.

Lachsfilet auf Gurken und Sellerie

Ein Lachsfilet ist sehr gesund und versorgt Sie mit vielen wichtigen Nährstoffen.

Zutaten für 4 Personen:

600 g Stangensellerie

1 rote Zwiebel

400 g Gurke

1 Chilischote

2 cm Ingwer

1 Handvoll frischer Koriander

1 Handvoll frisches Basilikum

½ Handvoll Petersilie

½ Handvoll frische Minze

3 Esslöffel Kokosöl

250 ml Kokosmilch

4 Lachsfilets (mit ca. 150 g je Filet)

1 Limette

2 Prisen Salz und Pfeffer

Nährwertangaben gesamt:

Kalorien: 3216,2 kcal

Kohlenhydrate: 125,3 g

Eiweiß: 254,7 g

Fett: 178,3 g

Zubereitung:

Waschen Sie den Staudensellerie gründlich und schneiden ihn in etwa 1 cm breite Streifen. Die Zwiebeln müssen Sie schälen und in möglichst dünne Ringe schneiden. Als nächstes würfeln Sie die gewaschene Gurke ca. auf die Breite der Selleriestreifen. Schälen Sie den Ingwer und hacken ihn mit einer Chili klein.

Geben Sie die Selleriestreifen, Zwiebeln, den Chili, und den Ingwer gemeinsam mit einem Esslöffel Kokosöl für 3 Minuten in die Pfanne. Danach erst die Gurkenwürfel und die Kokosmilch dazugeben. Lassen Sie das Gemisch aufkochen und würzen Sie es mit Salz und Pfeffer.

Bereiten Sie eine neue Pfanne vor, in der Sie etwas Kokosöl erhitzen. Darin braten Sie das Lachsfilet auf einer Seite 3 Minuten an und wenden den Fisch, um ihn nochmal 2 Minuten lang anzubraten. Nun können Sie die Kräuter zu dem Gurken-Sellerie-Gemüse in die Pfanne geben und untermischen. Platzieren Sie den Lachs in der Mitte auf dem Gemüse und beträufeln ihn mit Limettensaft.

GEGRILLTE LEBER

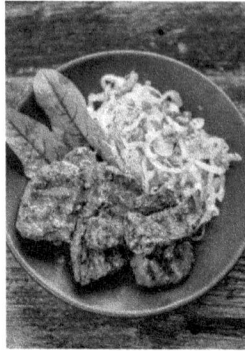

Zubereitungszeit 15 Minuten plus 30 Minuten zum Einweichen plus 1 Stunde zum Ziehen

Zutaten

- 800 g Rinderleber

- 0,1 l Olivenöl

- 0,05 l Zitronensaft

- schwarzen Pfeffer

- eine Handvoll frischen Majoran

- eine Handvoll frischen Salbei

- Salz

Zubereitung

Leber abspülen, in kaltem Wasser 30 Minuten einweichen. Vom Leber Membrane und Gefäße abschneiden, Leber in Scheiben schneiden. Kräuter hacken. Für Marinade Olivenöl, Zitronensaft, schwarzer Pfeffer und Kräuter miteinander mischen. Leberscheiben in eine Schüssel geben, mit Marinade übergießen. Abgedeckt wenigstens eine Stunde stehen lassen, dabei ab und zu umrühren. Leberscheiben von beiden Seiten 2-3 Minuten grillen.

Dorschfilet

Zutaten für 4 Personen:
Für das Pastinakenpüree:
4 Pastinaken

275 ml Kokosmilch

1 Zwiebel

Muskatnuss und Salz zum Würzen

Für das Spinatgemüse:
150 g frischer Spinat

50 g Ingwer

1 Knoblauchzehe

Muskatnuss, Pfeffer und Salz zum Würzen

Für den Dorsch:
4 Dorschfilets

4 EL Mandelmehl

Saft einer halben Zitrone

Pfeffer und Salz zum Würzen

Nährwertangaben gesamt:
Kalorien: 1337,6 kcal

Kohlenhydrate: 32,6 g

Eiweiß: 145,0 g

Fett: 65,5 g

Zubereitung:
Zuerst die Pastinaken mit einem Sparschäler schälen, anschließend würfeln und in etwas Gemüsebrühe etwa 10 Minuten kochen lassen.

Im nächsten Schritt die Pastinaken in einem Sieb abtropfen lassen und danach wieder in den noch warmen Topf geben und kurz stehen lassen.

Nun die Zwiebeln fein würfeln und diese in einer Pfanne anbraten, bis leichte Röstaromen entstehen, aber keine schwarzen Stellen an den Zwiebeln erkennbar sind. Nach dem Anrösten die Pfanne vom Herd nehmen und kurz kälter werden lassen.

Den Spinat und die Dorschfilets waschen und beide getrennt voneinander gut abtrocknen lassen. Danach Ingwer und Knoblauch in hauchdünne Scheiben schneiden.

Die Fischfilets nach Belieben würzen und danach einen Teller mit Mandelmehl bereitstellen. Die gewürzten

Fischfilets darin dünn panieren und kurz auf einem zweiten Teller lagern.

Anschließend das Pastinakenpüree weiter vorbereiten, indem den noch warmen Pastinakenwürfeln die angerösteten Zwiebeln und etwas Muskatnuss hinzufügen. Alles mit einem Stabmixer pürieren und zum Schluss so lange Kokosmilch hinzufügen, bis die gewünschte Konsistenz erreicht wurde. Nun nach Belieben mit weiteren Gewürzen im Geschmack abrunden, und mit geschlossenem Deckel und einem aufgelegten Küchentuch warmhalten.

Der Fisch und der Spinat können in zwei Pfannen gleichzeitig zubereitet werden. Dafür in beide Pfannen Kokosöl geben und in einer die Dorschfilets vorsichtig pro Seite je vier Minuten braten.

Den Spinat in der zweiten Pfanne gemeinsam mit dem hauchfeinen Ingwer und Knoblauch anbraten. Nach etwa drei Minuten dürfte der Spinat bereits verzehrfertig sein.

Nun vier Teller bereitstellen und auf jedem zuerst großzügig das Pastinakenpüree verteilen. Darauf die Dorschfilets platzieren und mit Spinat drapieren. Auf alle Zutaten Zitronensaft träufeln und noch warm servieren.

www.ingramcontent.com/pod-product-compliance
Lightning Source LLC
Chambersburg PA
CBHW060324030426
42336CB00011B/1189